「毒

ようこそ!

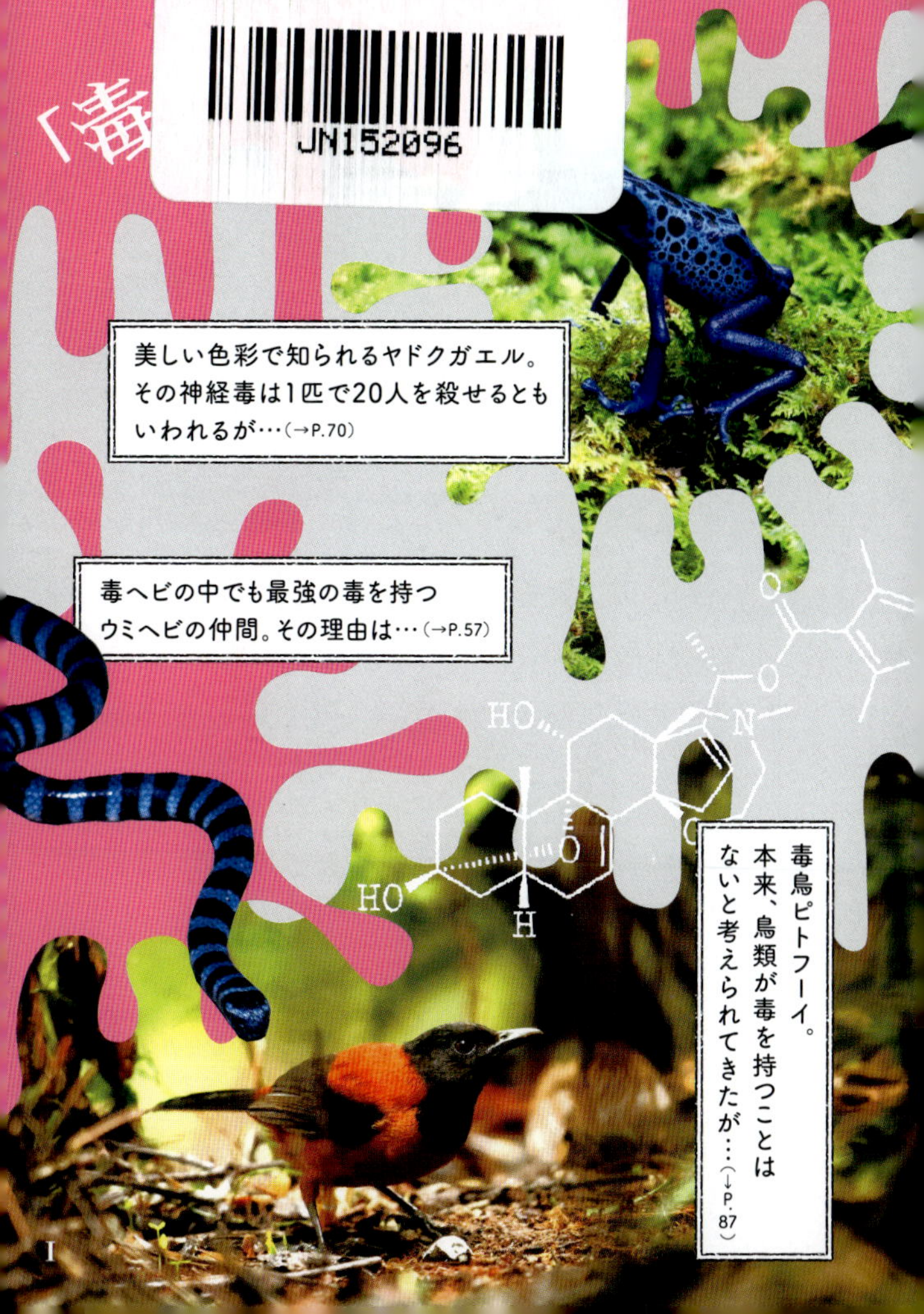

美しい色彩で知られるヤドクガエル。
その神経毒は1匹で20人を殺せるともいわれるが…(→P.70)

毒ヘビの中でも最強の毒を持つ
ウミヘビの仲間。その理由は…(→P.57)

毒鳥ピトフーイ。
本来、鳥類が毒を持つことはないと考えられてきたが…(↓P.87)

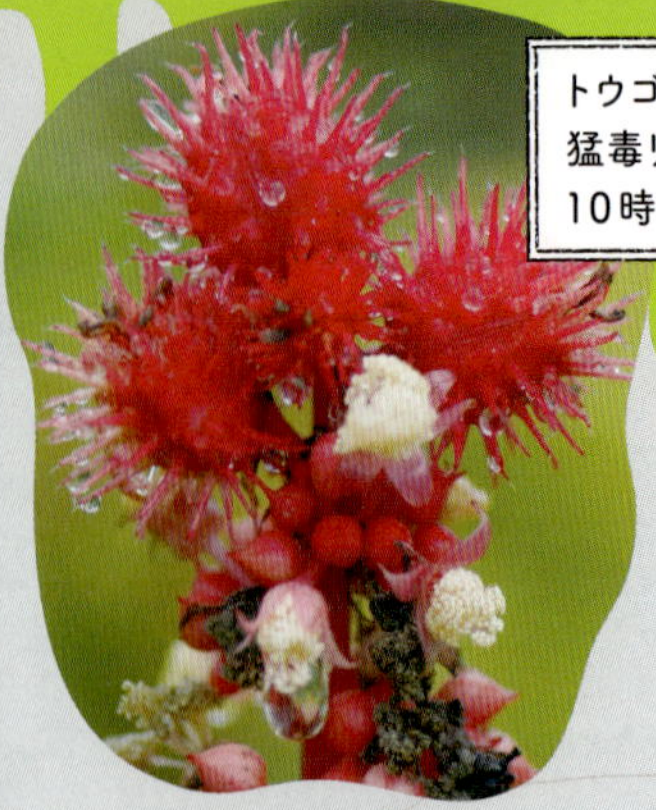

トウゴマの種子から精製される
猛毒リシンは毒性が発揮されるのに
10時間かかるという…(→P.115)

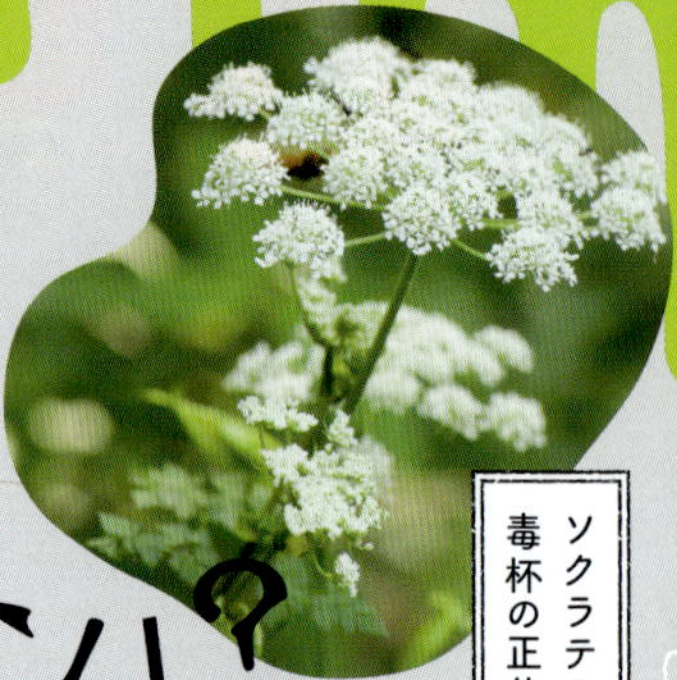

ソクラテスがあおった毒杯の正体は…(↓P.110)

「超キケン」?

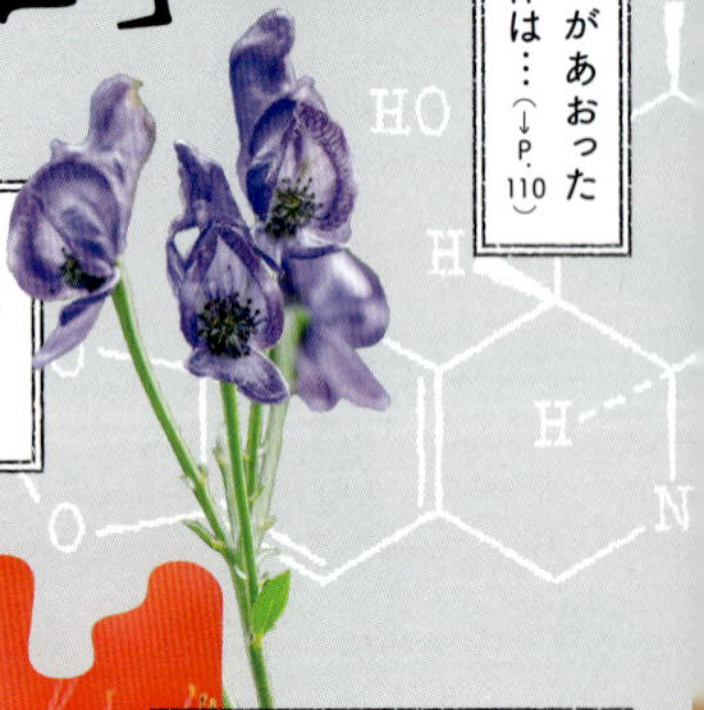

青紫色の美しい花を咲かせ
ドクゼリ、ドクウツギとともに
日本の三大毒草とされる
トリカブト(→P.95)

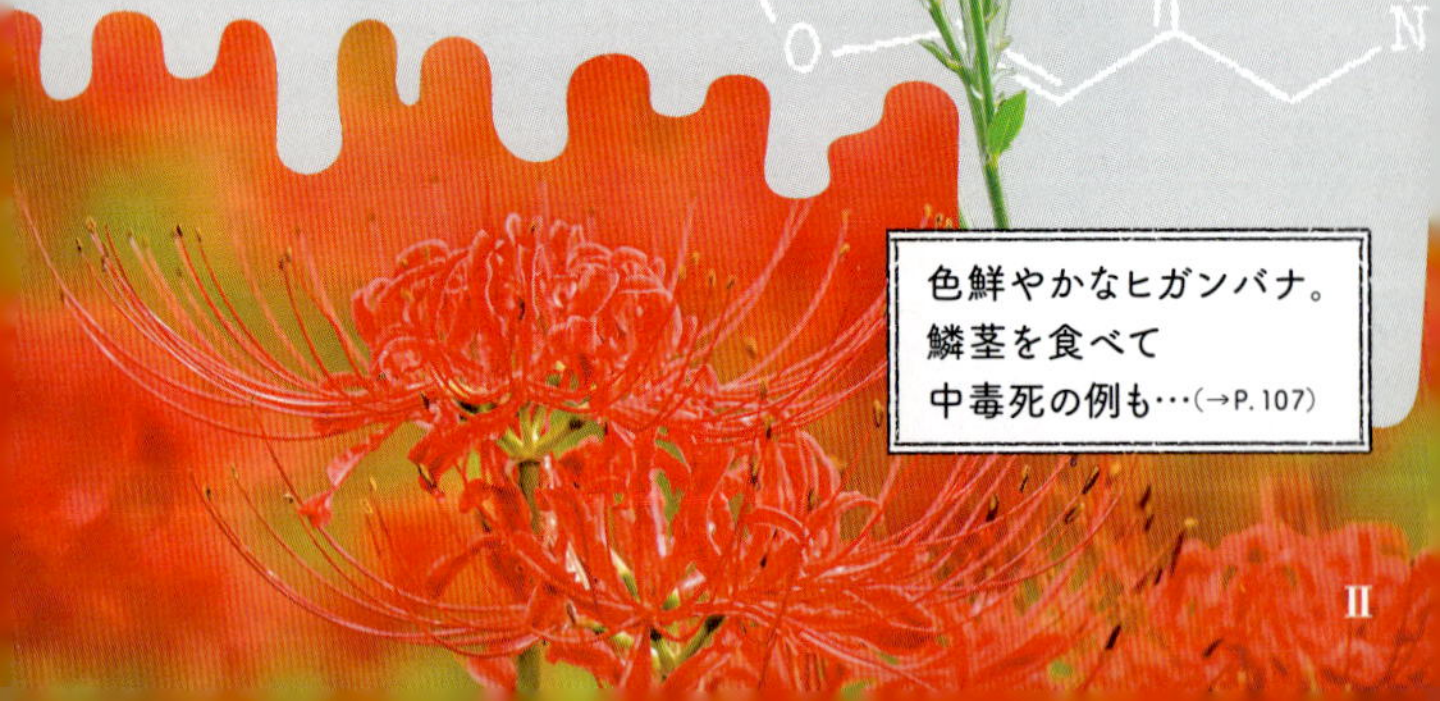

色鮮やかなヒガンバナ。
鱗茎を食べて
中毒死の例も…(→P.107)

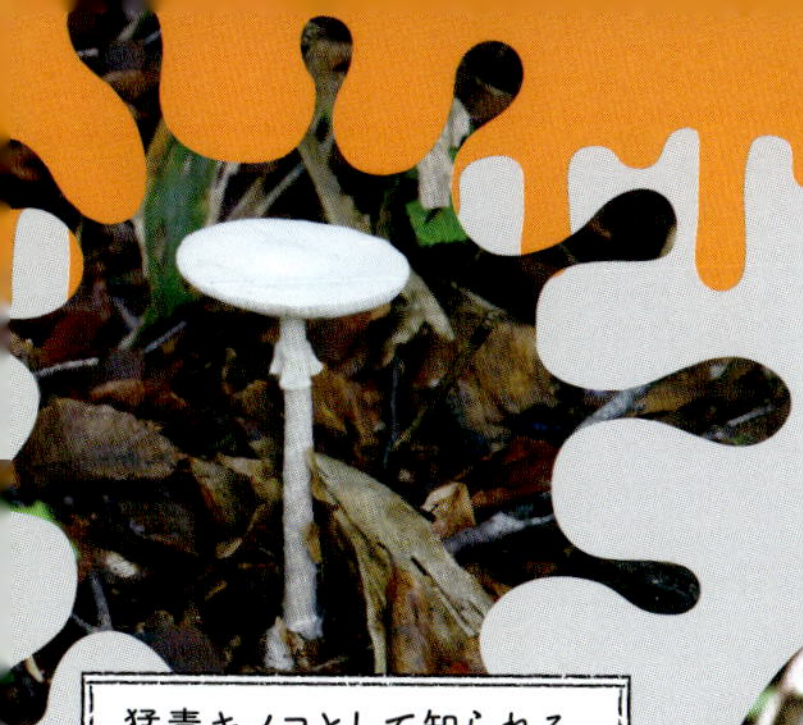

燃え上がる炎のようなカエンタケは、
触れただけで炎症を起こす…（↓P.128）

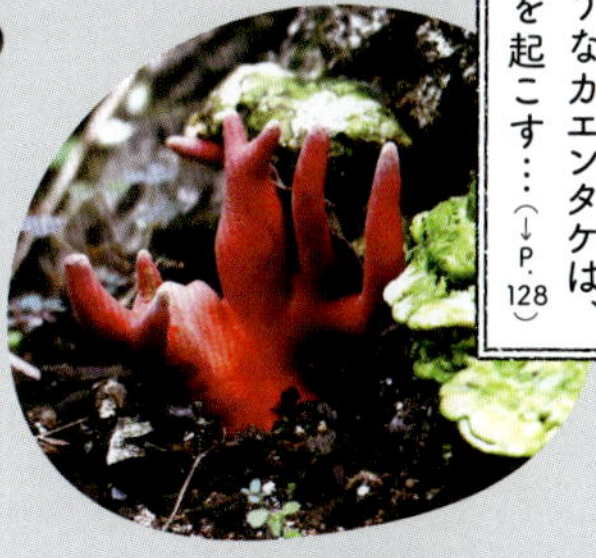

猛毒キノコとして知られる
ドクツルタケ。
欧米では「死の天使」の
異名で恐れられる（→P.127）

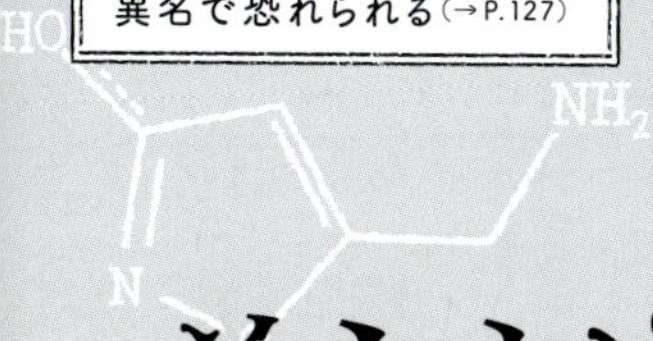

美しい色・形こそ

『今昔物語』にも登場する毒キノコ
ツキヨタケは暗闇で妖しく光る（→P.124）

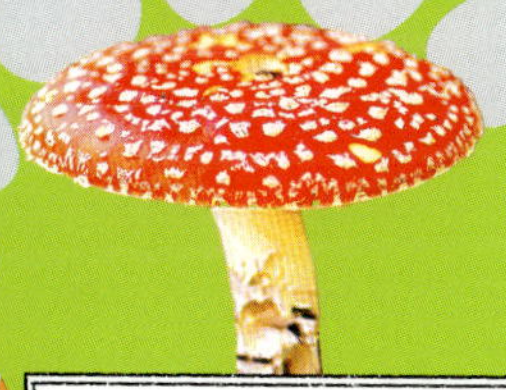

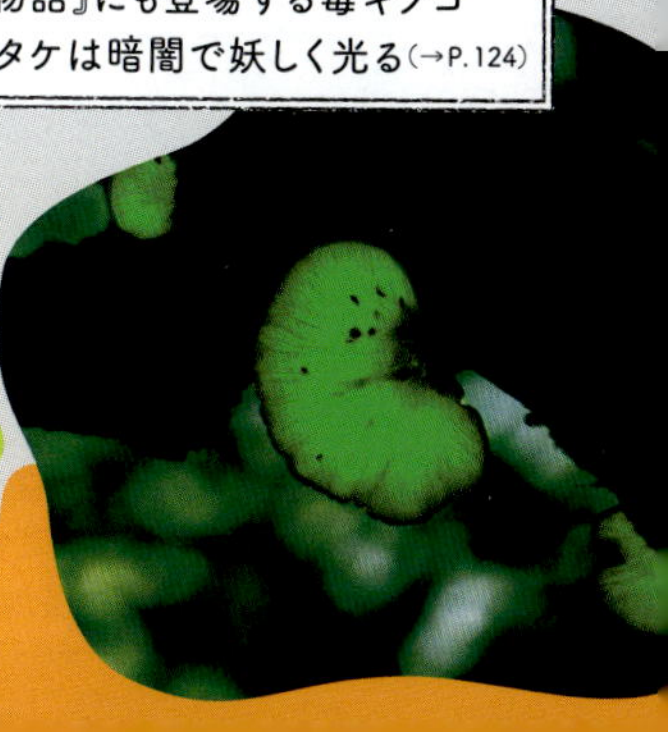

独特の幻覚作用があるため
宗教的な儀式にも用いられた
ベニテングタケ（→P.131）

人間にとって、毒とはどんな存在なのか——

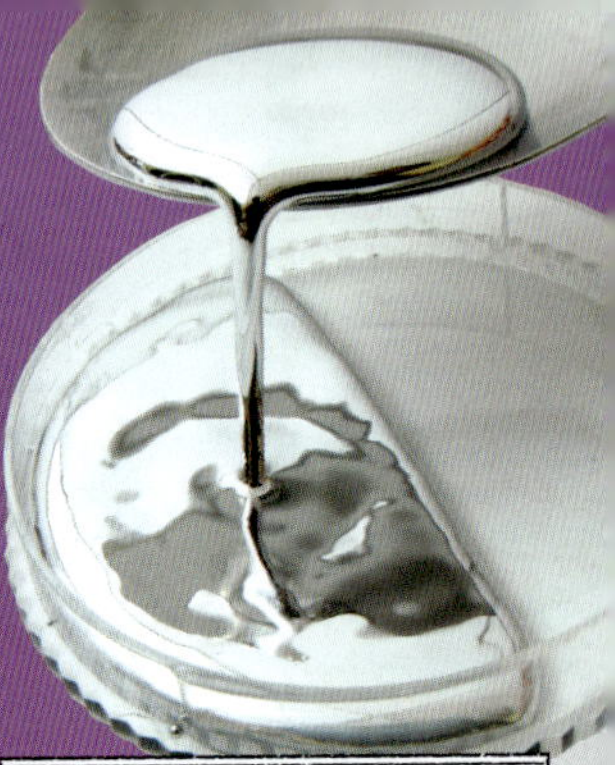

あのニュートンも水銀の持つ
不思議な力に魅了され
錬金術実験を繰り返した
あげく…（→P.189）

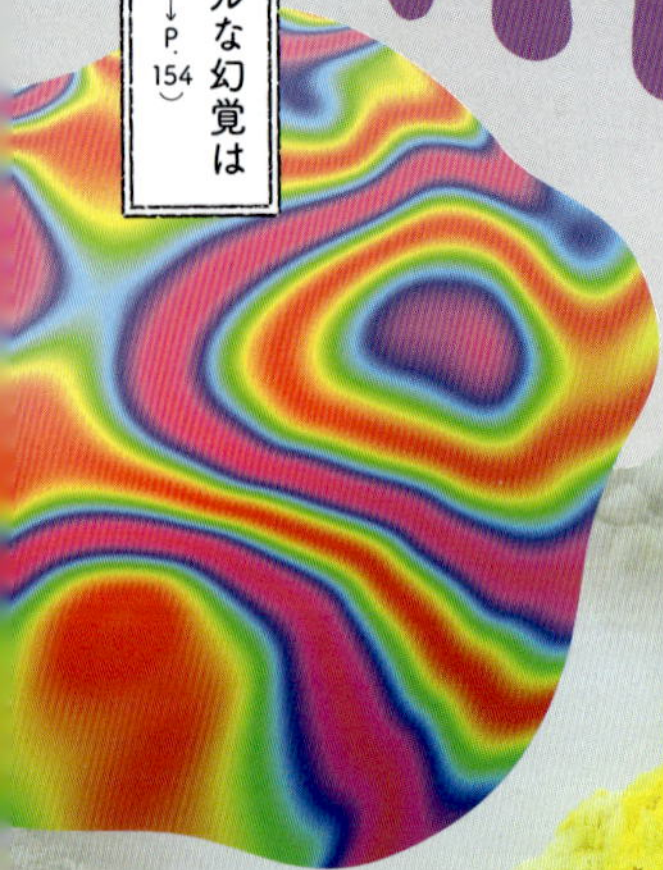

合成麻薬LSDが引き起こすカラフルな幻覚は
ヒッピー文化に大きな影響を与えた（↓P.154）

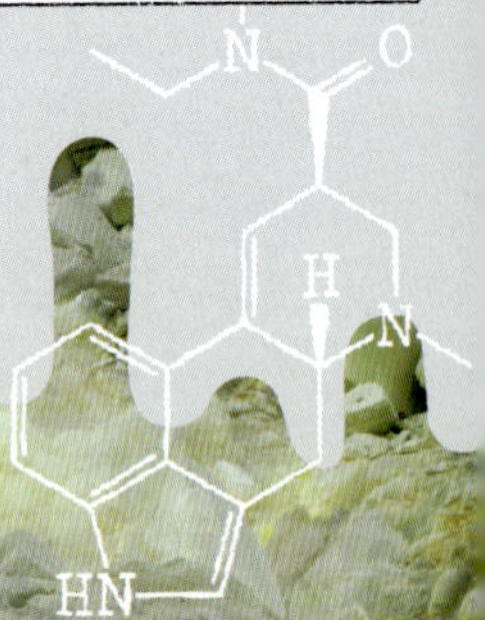

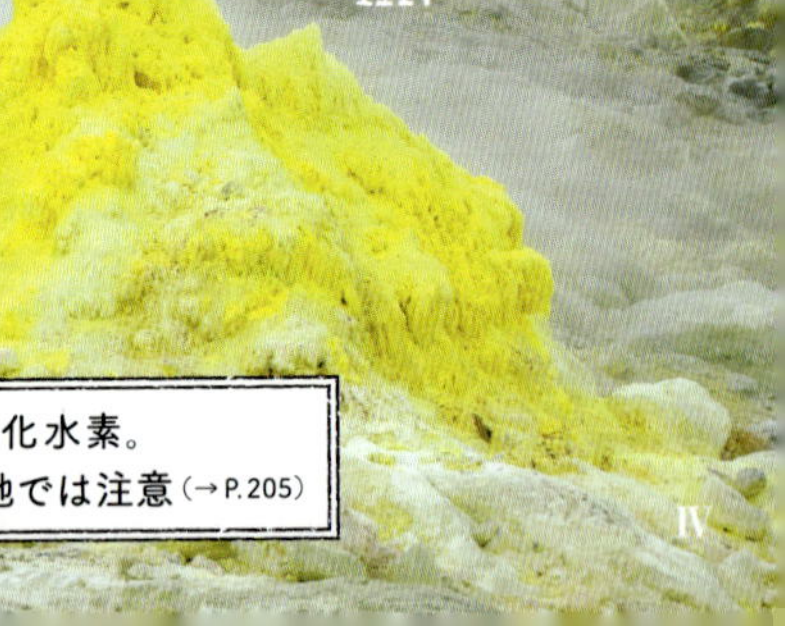

タマゴの腐ったような臭いの硫化水素。
空気より重いため温泉地の窪地では注意（→P.205）

面白すぎて時間を忘れる「毒」の世界

田中真知
鈴木 勉［監修］

三笠書房

はじめに

「毒」は怖い。だから興味が尽きない！

本書を手にとった皆さんは、なぜ毒に興味を持ったのだろうか。

フグやサソリ、トリカブトといった動植物に、なぜ毒を持つものがあるのか不思議に思ったから？　ミステリー小説やサスペンスドラマが好きで、青酸カリや亜ヒ酸がどんなものか知りたいと思った？　あるいは毒がどのように人体に作用するのか知りたいといった生物学的・化学的興味からかもしれない。

たしかに、毒は恐ろしいものでありながら、その実体が見えないだけに神秘的なイメージすらある。しかし、物質はどのようなものでも毒性（有害作用）を示すといっても過言ではない。物質が毒性を示すかどうかは、対象、環境、量、用い方による。

その主だったものが薬である。**「クスリの逆はリスク」**という言葉があるように、薬（クスリ）になるようなものには、当然有害な作用（リスク：毒）もあるわけで、薬としての作用の延長線上に有害作用（毒）があるともいえる。

また、シアン化カリウム（青酸カリ）のように、産業において重要な物質だが、少量で有害な作用を示すものもある。一方で、合成麻薬ＬＳＤのように、医療にも産業にも使われない有毒な物質もある。

また、毒の現れ方もそれぞれ違い、急に毒性が現れる物質、ゆっくり現れる物質、忘れた頃に現れる物質、次世代に現れる物質などさまざまである。

本書の1章では毒の種類や作用の仕方、仕組みなど基本的なことを図解などを用いてわかりやすくまとめ、2章からは動植物、麻薬、鉱物毒など具体的な毒の事例を紹介し、雑学として読めるようにしてある。巻末では、毒性を示す代表的な47成分を取り上げた。

本書で取り上げた内容を理解しておけば、「芸は身を助ける」ではないが、いつか「知識は身を助ける」ということがあるかもしれない。

自然の多かった昔は、危険なキノコや動物、植物をお年寄りから経験的に教えられてきた。しかし、数知れない化学物質に囲まれた**現代社会は、昔より多様な毒にあふれている**ともいえる。本書に挙げた代表的な毒物の概略を知っておけば、いざというときに大きな力になると確信している。

ただし、身を守るために活用するものであって、くれぐれも悪用しないようにしていただきたい。

湘南医療大学薬学部教授

鈴木 勉

Contents

2章

動物が作り出す毒
――弱い生き物の「生存戦略」としての毒

3章

植物が作り出す毒

——薬の開発、バイオテクノロジーにも応用

4章

麻薬——人間性を破壊する毒

5章

微生物が生み出す毒

――人間にもっとも身近な細菌・ウイルスの恐ろしさ

6章

鉱物毒と人が作り出した毒
――「医薬品への転化」が難しいのはなぜ?

7章 毒の事件簿

——悪意を持つ人間の手による甚大な被害

本文イラストレーション　中根ゆたか
毒図鑑イラストレーション　山口ヒロフミ

《写真提供》P.80「クロミナシ（イモガイ）」、P.83「イワスナギンチャク」（フォトライブラリー）／P.144「ケシボウズ（ケシの実）」（鈴木勉）

化学物質の毒性の強さを表す場合、これまでLD50値（34ページ参照）で予測されてきたが、この値は対象動物や試験環境により大きく変化することや動物愛護の観点から、近年ではあまり使われなくなってきている。

代わって日米EU医薬品規制調和国際会議（ICH）やわが国の単回及び反復投与毒性試験ガイドラインでは、少数の実験動物で検討できる概略の致死量を求めることを推奨している。概略の致死量とは実験動物が1匹でも死亡する用量のことであり、最小致死量（LD1）という。そもそも毒性をひとつの基準で表すことは不可能に等しく、その意味では、LD50値もLD1値も絶対的ではないわけで、本書ではあえてこれまで毒性を表す数値として馴染《なじ》んできたLD50値で示している。参考程度に考えていただければ幸いである。

1章

「毒」とは、いったい何なのか？

——どんな種類がある？どんなふうに作用する？

毒とは人間に対して有害な作用を及ぼす物質のことです。しかし、毒といっても、その種類は動物に由来するものや、植物に由来するもの、鉱物に由来するものなどさまざまです。その作用の仕方も、神経や血液、あるいは細胞に対してなど異なる働き方をします。この章では、私たちが毒と呼んでいるものは、いったい何なのか。そのおおまかな基本を学んでいくことにします。

毒とは「人体に有害な作用を与えるもの」

毒といってすぐに思いつくのは何でしょう。

フグやコブラの毒？　それとも毒キノコ？　あるいはサリンのような化学兵器や、推理小説に出てくる青酸カリを思い浮かべる人もいるでしょう。ミステリアスな魔女の実験室や中世貴族たちの華やかな社交界といった妖《あや》しく魅力的なイメージを喚起させることもあります。

人は時として死に憧れを抱くように、甘美な死のイメージを彷彿《ほうふつ》とさせる毒に惹《ひ》きつけられることがあります。

一口に毒といっても、殺虫剤など私たちの身の回りにあるものから、青酸化合物などといった実験室のような特別な所にしかないものまで、いろいろな種類があります。いずれにしろ**人体に対して有害な作用を及ぼす物質は、すべて毒**と見なされています。

毒には「天然毒」と「人工毒」がある

では、これらの毒をどのように分ければいいのでしょう。その方法はいくつかあります。中でももっともわかりやすいのが、自然から生み出された「**天然毒**」か、それとも人間の手によって作り出された「**人工毒**」かによって分ける方法です。

天然毒には、フグやコブラのような動物に由来する動物毒、トリカブトやヒガンバナなどの植物に由来する植物毒、ボツリヌス菌や病原性大腸菌（O‐157など）、カビなどに由来する微生物毒、ヒ素や銅、水銀など重金属の鉱物毒などがあります。ベニテングタケなどキノコの毒は、正確には微生物（菌類）の毒ですが、食中毒の統計では植物毒として扱われています。

天然毒の中には、利用の仕方によっては病気の治療薬になるものが多くあります。たとえば貝類のイモガイは最強の部類の毒のひとつ、コノトキシンという成分を作り出しますが、これにはモルヒネを上回る鎮痛作用があることがわかっており、現在で

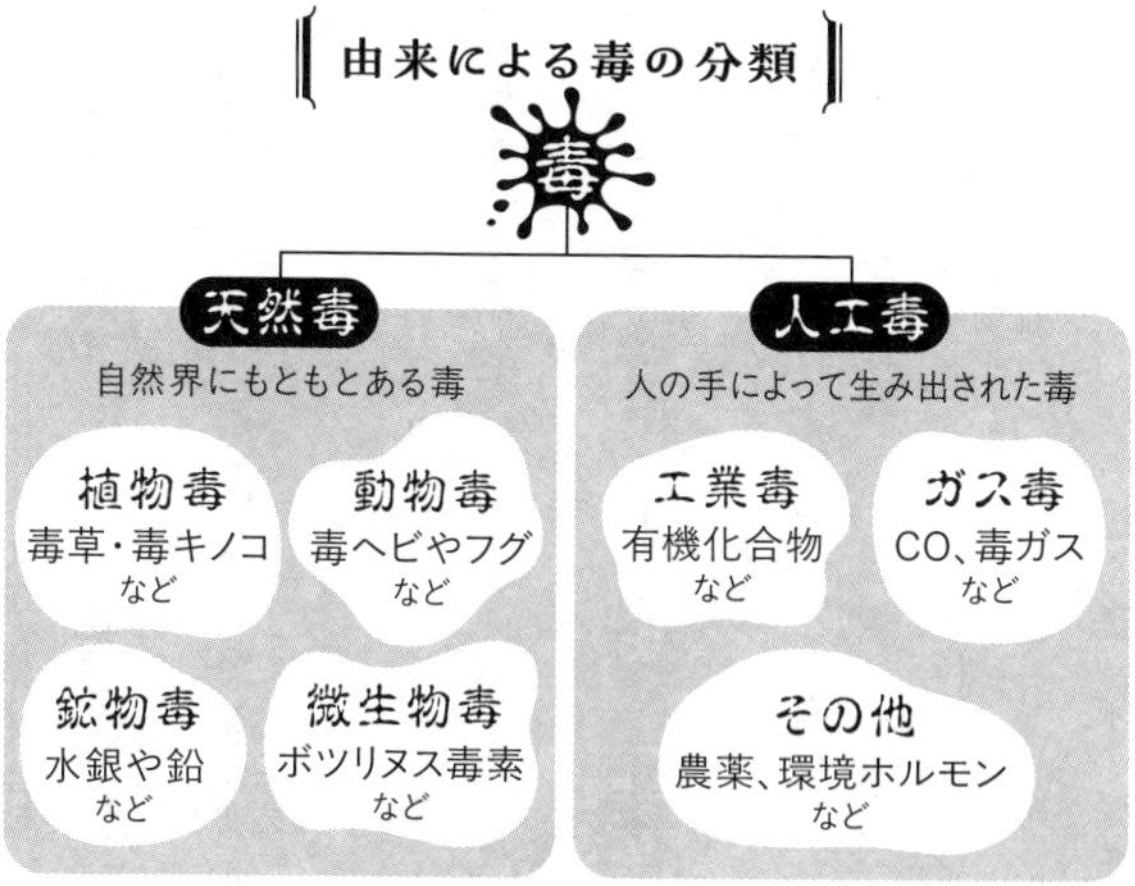

は鎮痛剤として活用されています。

一方の人工毒には、フッ素化合物のフロンや、シンナーに含まれる有機溶剤であるトルエンなど工業の発展に伴って生み出された工業毒、さらに塩素ガスやサリンのような兵器としても使われるガス毒、そして農薬や環境ホルモン、食品添加物、殺虫剤などに由来する毒があります。

ちなみに「毒」は英語では3つの呼び方があります。毒の総称を「ポイズン」、強い毒性を持つ生物由来の毒を「トキシン」、ヘビやサソリなどの分泌性の毒を「ヴェノム」といいます。

精神錯乱、出血、発ガン…毒が人体に入るとどうなる?

毒は生体に及ぼす「作用」によっても分けられます。代表的なものが、**「神経毒」**、**「血液毒」**、**「細胞毒」**という分け方です。

①神経毒——麻痺症状を引き起こす

神経毒は、その名のとおり、体の中に入ると神経系にダメージを与え、麻痺《まひ》症状を引き起こす毒です。

フグが持っているテトロドトキシンや、ヤドクガエルのバトラコトキシンや、コブラやサソリの毒などの動物毒、またサリンなどの神経ガスや、タバコに含まれるニコチンや、テングタケやヒトヨタケ、ワライタケなどの毒キノコの多くが持つ毒も神経毒です。

神経毒は、**体内の情報伝達を司っている神経細胞（ニューロン）の正常な活動を阻害**します。このため毒によっては、筋肉を動かそうとする信号が正常に伝わらなくなり、けいれん、呼吸困難、心不全など、命にかかわる症状を引き起こします。

毒ヘビは、エサとなる動物を神経毒で動けなくしてから捕食します。毒キノコの中には、精神錯乱や、幻覚を伴う中毒症状を引き起こすものもありますが、これらも神経毒によるものです。

②血液毒――赤血球の破壊、血圧の急低下

血液毒は、その名のとおり血液に働きかける毒です。血液中には酸素を運ぶ役割をしている赤血球がありますが、この**赤血球を破壊してしまったり、毛細血管壁を溶かしたり**します。また、血液は空気に触れると固まる性質がありますが、その働きを阻害するものもあります。
マムシやクサリヘビ、ハブなどの毒がこれにあたります。これらのヘビに咬《か》まれる

と、出血が止まらなくなり、血圧が急激に下がるほか、腎機能障害や多臓器不全などの命にかかわる症状が出てきます。ちなみに、オーストラリアのタイガースネークのように神経毒と血液毒をあわせ持った動物もいます。

③細胞毒——細胞の正常な働きを阻害

細胞毒は、細胞の正常な働きを阻害します。人間の体を形成している細胞は、タンパク質を合成したり、酸素を取り入れてエネルギーの代謝を行なったり、遺伝情報であるＤＮＡを複製したりするなどの働きをしますが、これらの活動を侵すのが細胞毒です。

いわゆる発ガン性物質と呼ばれるものや、サリドマイドなどの催奇形性物質、有機水銀などがこれに含まれます。ガンの治療薬である抗ガン剤も、ガン細胞の分裂を阻害するという点で細胞毒ともいえます。

「アルカロイド」を知らずして毒は語れない

神経毒、血液毒といった分類は「毒の作用」にもとづいた便宜的な分け方ですが、毒素そのものの**「化学的性質」**から分ける方法もあります。それは毒の化学的構造にもとづいた、より客観的な分け方といえるかもしれません。

私たちが毒と呼んでいるものの多くは化合物です。たとえば、ヒ素が酸化してできた亜ヒ酸や、水銀がメチル基と結びついてできたメチル水銀などです。

化合物は、基本骨格に炭素原子を持たない「無機化合物」と、炭素原子を持った「有機化合物」に分けられます。無機化合物には、フッ化水素や亜ヒ酸、シアン化水銀や青酸化合物などがあります。有機化合物は、大きく分けると窒素《ちっそ》を含むものと含まないものがあります。

毒の化学的分類

- **重金属**（水銀、タリウムなど）
- **無機化合物**（フッ化水素、亜ヒ素、青酸化合物など）
- **天然有機化合物**
  - 窒素を含むもの
    - **アルカロイド**（トリカブト毒、フグ毒など）
    - **タンパク質・ペプチド**（ヘビ毒、ハチ毒など）
  - 窒素を含まないもの
    - **テルペノイド**（ジギトキシン、ドクウツギ毒など）
- **合成有機化合物**（化学兵器、殺虫剤など）

トリカブト、アヘン、フグ毒——みんなアルカロイド

窒素を含む天然由来の有機化合物には、「アルカロイド」と呼ばれるものがあります。**アルカロイドとは分子の中に窒素を含むアルカリ性の動植物成分の総称**です。わかっているだけでも3万種以上あるといわれ、その多くが強い生体反応を引き起こします。トリカブトのアコニチン、タバコのニコチン、ケシから採れるアヘンなど、植物毒の多くはアルカロイドです。フグ毒のテトロドトキシンや貝毒のサキシトキシンなどもアルカロイドです。アミノ酸がつながってできたペプチドやタンパク質の毒も、窒素を含む有機化合物で

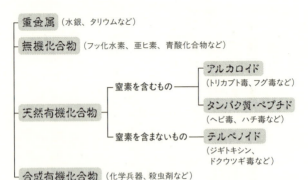

す。ヘビ毒やハチ毒、イモガイの毒であるコノトキシンなどがそれにあたります。

窒素を含まない天然の有機化合物には、有毒植物のドクウツギに含まれるコリアミルチンや、樟脳《しょうのう》など植物の芳香成分であるテルペノイド、強心剤として利用される植物ジギタリスに含まれるジギトキシンなどがあります。

〝毒薬〟と〝毒物〟の違いとは？

毒には、この化学的分類のほかに、法律で定められた分類の仕方もあります。

毒薬・劇薬とは、医薬品で、「医薬品、医療機器等の品質、有効性及び安全性の確保等に関する法律」（薬機法）で規制されているものです。一方、毒物・劇物は医薬用外化学物質であり、「毒物及び劇物取締法」（毒劇法）で規制されています。

毒薬・劇薬・毒物・劇物の区分はＬＤ50値（34ページ参照）にもとづいています。経口投与の場合、毒薬と毒物は30㎎／kg以下、劇薬と劇物は３００㎎／kg以下と決められていますが、体内に直接毒を送り込む皮下注射や静脈注射になると、経口よりも強い毒性を発揮するためＬＤ50値はより小さくなります。

食べ物、呼吸、皮膚…毒はこうして侵入する！

薬や毒などの化学物質が体内に入るのには、いくつかの経路があります。

まず、食べ物のように**口から入る**場合です。この場合は「経口投与」と呼ばれます。口から入った化学物質は胃で塩酸や消化酵素による分解を受け、さらに肝臓でも分解・解毒が行なわれるため、毒の種類によっては毒性がかなり薄まります。

ほかには、**呼吸を通して肺から血液へと入る**ケースがあります。たとえば、インフルエンザウイルスや毒ガスなどがそうです。

ただし、化学兵器として使われるイペリットなどのびらん性の毒ガスは呼吸を通してだけではなく、皮膚からも吸収されます。

洗剤や化粧品などに含まれる合成界面活性剤なども、皮膚から吸収されます。もちろん毒ガスほどの危険性はありませんが、長年にわたって吸収されてアレルギー反応などを引き起こすことから「経皮毒《けいひどく》」と呼ばれることがあります。

同じ毒でも「経口」と「血管に直接」で大違い

ヘビやハチなどの毒は、皮膚を直接咬まれたり刺されたりすることによって、筋肉から血管へと毒が侵入します。

これは注射と同じです。注射には静脈注射、皮下注射などがあり、いずれも**消化器官を経由しないために化学変化を受けにくく、そのため薬効が発揮されるのもすみやかです。**

コブラのような毒ヘビに咬まれた場合は命にかかわりますが、もし同じ毒が口から入った場合には、胃酸や酵素による分解を受けるために、直接咬まれたときほどの毒性は発揮されません。

肉食獣が毒ヘビを食べたり、人間が毒矢で仕留めた獲物を食べても大丈夫なのはそのためです。

「脳」に入る毒、入らない毒

毒は、その侵入経路によって発揮する効力が異なります。さらに体内に入ったあとも、毒の種類によって、肝臓にダメージを与えやすいものもあれば、腎臓に作用しやすいものもあります。それぞれの毒が、その性質によって体内で特有の反応を引き起こすのです。

中でも、**中枢神経系への影響は、その毒が脳関門《のうかんもん》（血液脳関門）を通過できるかどうか**によって違ってきます。脳関門とは、脳へつながる毛細血管の関所のような部位で、血液中の有害物質が脳に入るのを防ぐ役割を果たしています。

脳関門を通過するか否かは、分子の大きさやタンパク質の結合率などで分かれますが、水溶性か脂溶性かが大きくかかわります。

分子が脂溶性であれば、細胞膜を構成しているリン脂質と似た性質のために通りやすくなります。逆に「水と油は相容れない」ように、水溶性の分子は通りづらくなるのです。

例外的に、脳にとって必要な栄養素であるアミノ酸やグルコースなどは脳関門を通ることができます。しかし、水溶性のタンパク質などは通れません。

たとえば、ベニテングタケに含まれている水溶性の神経毒であるムスカリンなどは脳関門を通過できません。

ニコチン、アルコール、麻薬はなぜ脳関門を通過できる?

一方で、脂溶性の分子であるニコチンやアルコールは脳関門を容易に通過してしまい、中枢神経にダメージを与えます。また、麻薬とされている物質の多くも脳関門を通過しますし、ガンの痛み止めとして使われているモルヒネもそうです。

ただし、モルヒネは投与されたうち約2%しか脳関門を通過できないのに対して、モルヒネから合成されたヘロインの通過率は約65%です。このため激しい依存性を引き起こして、禁断症状（退薬症候）やショック死を引き起こすこともあります。

合成麻薬ＭＤＭＡも投与量の約80％が脳内に入り込んで中枢神経に作用し、多幸感や興奮や幻覚を生じさせます。

化合物の種類によってその毒性は違います。毒性の強い重金属の水銀にしても、脳関門を通過できない無機水銀は、主に腎臓にダメージを与えます。

それに対して、脳関門を通過してしまうメチル水銀などの有機水銀では全身のしびれや精神障害、言語障害など、中枢神経に症状が現れるのです。

「毒」と「薬」は使いよう？

毒と薬は、どのような関係にあるのでしょう。

一般的には、毒は体に害を及ぼすもの、薬は病気を治すものと考えられています。たしかにそのとおりなのですが、**化学的に見た場合、毒と薬に違いはありません**。ある物質が薬になるか毒になるかは、その用い方や量によります。

毒が薬として使われる例を挙げてみましょう。

トリカブトは、うっかり口にすれば嘔吐《おうと》やしびれが起こり、場合によっては死亡することもあるほどの猛毒の毒草です。一方で塊茎《かいけい》を乾燥させたものは「附子《ぶし》」と呼ばれる漢方薬として知られています。

また、イモガイは猛毒のある貝として知られていますが、その毒成分のコノトキシ

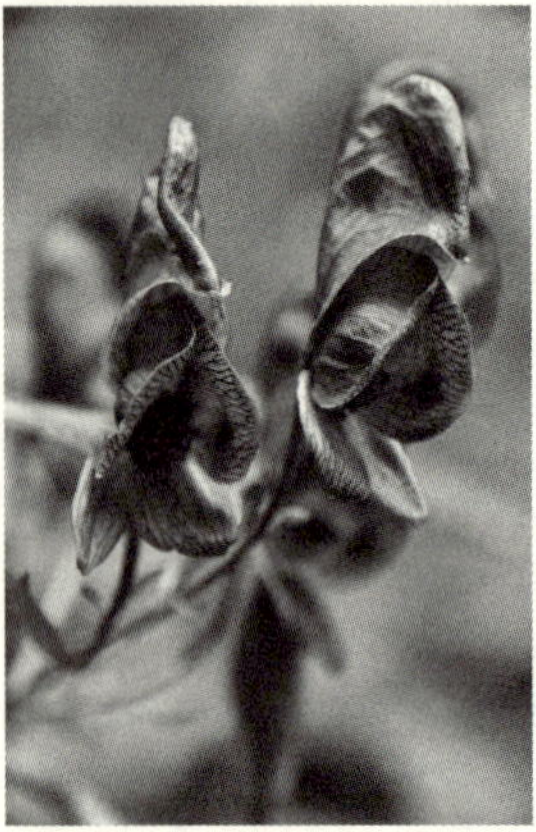

猛毒トリカブトの塊茎は「附子」という漢方薬として知られる

ンには強い鎮静作用があり、事故などで失った手足に痛みを感じるという幻肢《げんし》痛《つう》の治療などに応用されています。

つまり、同じ物質が量の加減や使い方によっては毒にも薬にもなるのです。

アルカロイドは「薬」としても大活躍

さまざまな毒の中でも植物に多く含まれているアルカロイドは、生物の生理や行動に強い影響を与えるため、薬として利用されているものが少なくありません。

たとえば、南米のアンデス山脈に自生するキナの木の樹皮には、キニーネというアルカロイドが含まれています。キニーネは熱帯病のマラリアの特効薬として長年使われてきましたが、副作用も強く、過剰に投与すると胃腸や視神経に障害を与えることがわかっています。

また、ケシの果実から得られるアヘンは麻薬の一種ですが、このアヘンに含まれるアルカロイドのモルヒネは強力な鎮痛薬としてガンなどの痛みを緩和するのに欠かせません。ちなみに、このモルヒネを上回る効果のある鎮痛剤として開発されたのが、前述のイモガイの毒・コノトキシンから生まれたジコノチドです。

また、毒は毒に対しても効き目があります。「**毒をもって毒を制す**」という言い方があるように、実際に使い方次第で毒は薬となって、**ほかの毒の働きを抑える**ことができます。

つまり、物質によって「これが毒、これは薬」という違いがあるのではなく、ある量を超えれば、薬が毒になるのです。

「毒の強さ」はどうやって決まるのか

毒といっても、その強さはさまざまです。ほんの少しの量で毒性を発揮する猛毒もあれば、たくさん投与しなければ毒性が現れないものもあります。そのような**毒性の強さの違いを、おおまかに比較するための尺度**として使われているのが**「LD50」**という値です。

LD50とは、**その量を投与すると、マウスなどの実験動物の半数が死んでしまうと予想される値**のことで、日本語では**「半数致死量」**（50% lethal dose）といいます。

たとえば、ある物質のLD50値が30mg／kgだとしましょう。それは、この物質を10匹のマウスに体重1kgあたり30mgの割合で投与した場合、5匹のマウスが死ぬと予想される、ということです。

たとえば「フグ毒」の強さを数値で表すと…

たとえば、フグ毒のテトロドトキシンのＬＤ50値は０・01㎎／kgです。これはマウスに投与した場合の値ですが、仮に人間に適用するならば、体重50kgの人たちに０・５㎎（０・01㎎×50kg）を投与すれば、その半数が死んでしまうことになります。つまり、**ＬＤ50値が小さければ小さいほど猛毒である**ことを意味します。

ただし、ＬＤ50値は急性毒性を比較するための目安であって、絶対的なものではありません。長期にわたって徐々に毒性が現れるような慢性毒についてはＬＤ50値を尺度にすることはできません。

また、ＬＤ50値より摂取量が少なければ安全というわけでもありません。物質にはＬＤ50値とは別に、実験動物が死亡し始める最小の用量に**「ＬＤ１」（最小致死量）**という数値があります。この値は物質によって異なり、たとえＬＤ50値が同じであってもＬＤ１値が低ければ、その物質はより危険ということになります。

ＬＤ50値は毒性を知る尺度として広く使われていますが、その値は実験条件によって大幅に異なることが多く、信頼できるデータになりにくいという問題があります。LD50値はあくまで毒の強さを知るための、おおまかな比較の指標と考えるべきでしょう。また、結果はあくまで実験結果であり、人間への作用の指標にはなり得ません。

「地上最強の毒」はなにか？

さて、地上最強の格闘家は誰かと聞いたとき、その答えが人によって異なるように、地上最強の毒はなにかというのも、実は答えるには難しい質問です。

格闘家の強さが腕力や技の種類だけで判断できないように、毒の強さもLD50値だけでは一概に比較できません。投与方法の違い、実験対象の動物によっても、毒の作用は異なります。

そのことを踏まえたうえで、あえて毒の強さをランキングしたのが、38ページの表です。

ベスト3は、**ボツリヌストキシン**（ボツリヌス菌の毒素）、**テタノスパスミン**

（破傷風《はしょうふう》菌の毒素）、**マイトトキシン**（海洋生物が作る毒）となります。そして、イワスナギンチャクの持つ猛毒パリトキシンがあとに続きます。

人工毒でもっとも強いのはダイオキシンですが、その毒性については不明な点も多くあります（208ページ参照）。これに続くのが、O-157の産生するベロ毒素、ヤドクガエルの毒バトラコトキシン、ムラサキイガイの毒サキシトキシン、フグ毒のテトロドトキシンなどの天然毒です。

ダイオキシンを除けば、人工毒でもっとも毒性の強いのがVXガスで、それに次ぐのがサリンです。毒殺事件などでよく耳にするのは亜ヒ酸や青酸カリですが、その毒性はボツリヌストキシンのような強力な生物毒に比べると、はるかに弱いことがわかります。

ただし、LD50値が大きいからといって、その物質が安全なわけではありません。たとえば、アルコールのLD50値は8000mg/kgですが、これは体重60kgの人がウイスキーボトルを一気飲みすれば簡単に超えてしまう値です。**身近にある弱い毒のほうが実は人間にとっては脅威であるかもしれない**のです。

猛毒ランキング

順位	毒の名前	LD50 値（mg/kg）	
1	ボツリヌストキシンA（ボツリヌス菌）	0.0000011	天然毒
2	テタノスパスミン（破傷風菌）	0.000002	天然毒
3	マイトトキシン（サザナミハギなど）	0.00017	天然毒
4	パリトキシン（イワスナギンチャクなど）	0.00025	天然毒
5	ダイオキシン（化学合成）	0.0006	人工毒
6	ベロ毒素（O-157）	0.001	天然毒
7	バトラコトキシン（ヤドクガエル）	0.002	天然毒
8	サキシトキシン（ムラサキイガイなど）	0.00263	天然毒
9	テトロドトキシン（フグ）	0.01	天然毒
10	コノトキシン（イモガイ）	0.012 ～ 0.03	天然毒
11	VXガス（毒ガス）	0.015	人工毒
12	リシン（トウゴマ）	0.03	天然毒
13	アコニチン（トリカブト）	0.3	天然毒
14	アマニチン（ドクツルタケなど）	0.4	天然毒
15	d-ツボクラリン（ツヅラフジ科など）	0.5	天然毒
16	サリン（化学合成）	0.5 ～	人工毒
17	亜ヒ酸（鉱物毒）	2	天然毒
18	コルヒチン（イヌサフラン）	3.53	自然毒
19	青酸カリ（化学合成）	5 ～ 10	人工毒
20	ニコチン（タバコ）	7.1	天然毒

※ 対象はマウス、モルモットなど。ただし、LD50 値は投与方法や実験動物、環境によって大きく異なるため、ランキングはあくまで目安です。

神経毒に侵された体の中で起きていること

コブラやフグの毒、トリカブトの毒など、動植物が持っている毒には神経系に作用するものが多く見られます。では、毒が効いているとき、神経系ではいったいどのような現象が起こっているのでしょう。

そのことを理解するためには、**神経系の仕組み**を知っておく必要があります。

人間の神経系は、**「中枢神経系」**(脳と脊髄《せきずい》)と、そこに出入りする**「末梢《まっしょう》神経系」**(運動神経、知覚神経、交感・副交感神経)からなります。

中枢神経系は情報を処理したり、人体の各部に命令を発したりします。これに対して末梢神経系は、眼や耳など感覚から入ってきた情報を中枢神経系に伝える役目をしています。

これらの神経系を構成するのが**「神経細胞」(ニューロン)**です。神経細胞は放射状に伸びる**樹状《じゅじょう》突起**と、そこから1本だけ長く伸びた**軸索《じくさく》**からできています。軸索の先は枝分かれしていて、ほかの神経細胞の樹状突起と、ごくわずかな隙間（**シナプス**）を介してつながって、複雑なネットワークを形成しています。

「神経毒」は体内の情報伝達をどう乱すのか

では、信号はどのようにして、この神経細胞のネットワークを伝わっていくのでしょう。それには「電気的プロセス」と「化学的プロセス」という2種類の情報伝達のプロセスが存在します。順に説明しましょう。

まず、眼や耳などの感覚に刺激が加わると、神経細胞の中心部で**インパルスと呼ばれる電気信号**が生じて、軸索の中を伝わっていきます。しかし、神経細胞同士の間にはシナプスという隙間があります。そのため軸索の末端までやってきた信号は、そのままでは隣の神経細胞へ情報を伝えられません。

そこで、電気信号を**化学的な信号**に変換し、隙間に情報を橋渡しします。その橋渡

神経細胞の情報の伝達方法

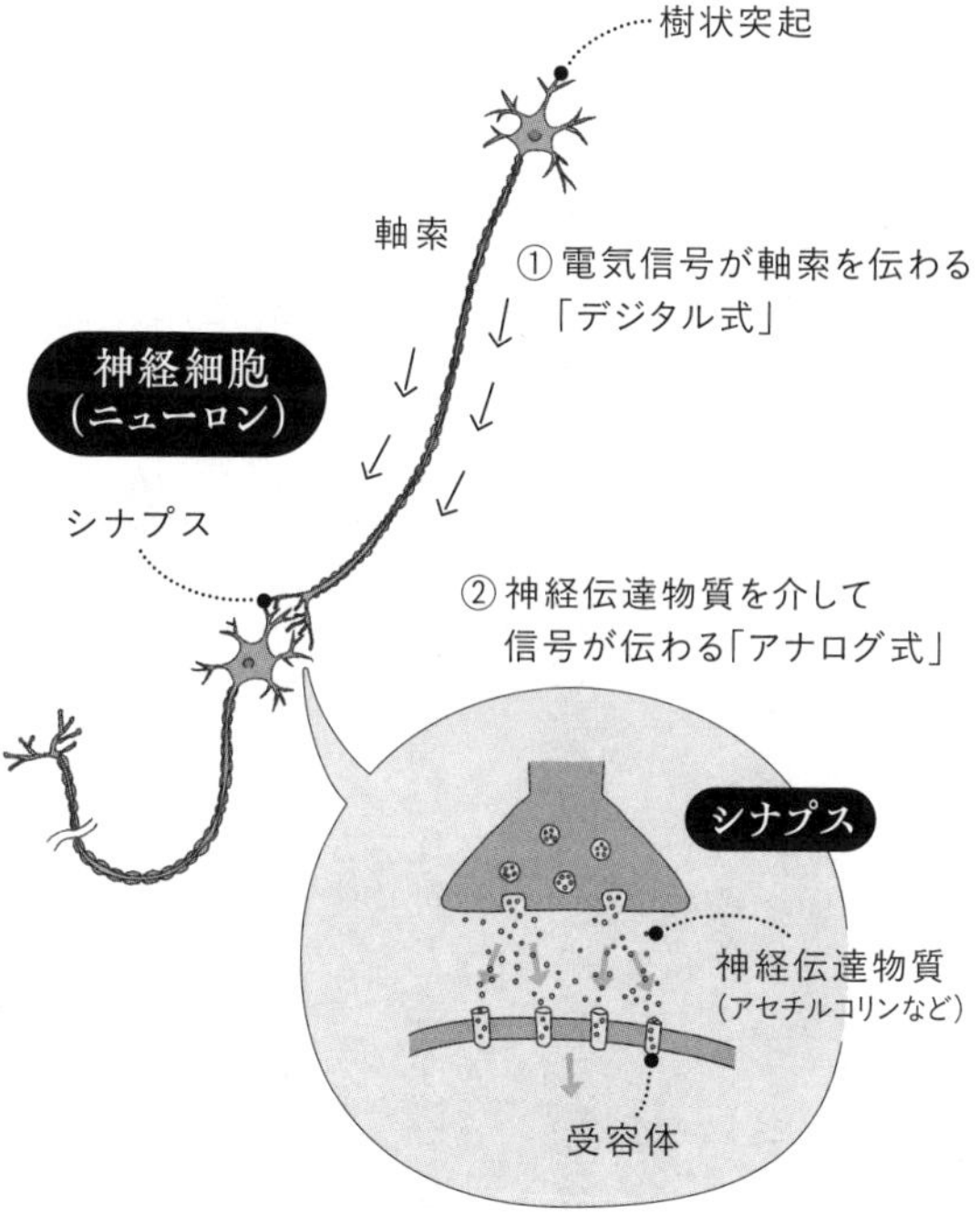

し役がアセチルコリンやアドレナリンなどの**神経伝達物質**と呼ばれるものです。これらの神経伝達物質は後ろの神経細胞（シナプス後細胞）の先端にある「受容体」という部分に結合します。それぞれの神経伝達物質によって、結合できる受容体は決まっています。アセチルコリンはアセチルコリン受容体にしか結合できません。

神経伝達物質が受容体に結びつくと、信号は再び電気に変換されて神経細胞の軸索を伝わっていき、末端まで至るとまた化学物質へと変換され、隣へと受け渡されます。

つまり、情報はデジタル的な電気的反応とアナログ的な化学的反応を繰り返しながら、神経のネットワークを伝わっていくのです。

ところが、毒が体内に入ると、このような情報伝達が乱されて正常な働きをしなくなってしまうのです。

「電気信号」に作用する毒

さて、ここまで神経系の情報伝達には、電気信号（インパルス）によるやりとりと、神経伝達物質のような化学物質による信号のやりとりの2つの種類があるという話をしました。そして、毒のタイプによって、この2種類の情報伝達のどちらに作用するかが決まっています。

軸索の電気信号に作用するタイプの毒には、フグ毒の「**テトロドトキシン**」や、トリカブトの「**アコニチン**」などがあります。その作用の仕方を見てみましょう。

軸索にはカリウムイオン（K^+）を通す穴（カリウムチャンネル）と、ナトリウムイオン（Na^+）を通す穴（ナトリウムチャンネル）が開いていて、通常、内側はカリウムイオンが多く、外側はナトリウムイオンが多くなっています。

正常な状態では、刺激が与えられるとカリウムチャンネルは閉じ、ナトリウムチャンネルが開き、外側からナトリウムイオンが流入して、瞬間的にその部分の電位が上がり、電荷がマイナスからプラスに変わります。しかしその直後にナトリウムチャンネルは閉じ、カリウムチャンネルが開き、電荷はマイナスに戻ります。このようにして**軸索に沿ってナトリウムイオンとカリウムイオンが出入りすることによって電気信号が波のように伝わっていく**のです。

ところが、テトロドトキシンはナトリウムチャンネル（イオンの出入り口）をふさいでしまう作用があるため、活動電位が発生せず信号の伝達が妨げられてしまいます。

また、アコニチンはテトロドトキシンとは逆に、ナトリウムチャンネルを開きっ放しにしてしまいます。すると、細胞の中にナトリウムイオンが大量に流入してしまいます。こうして、どちらにしても正常な電気信号の伝達ができなくなって、けいれんや呼吸困難などの中毒症状が引き起こされるのです。

「シナプス」に作用する毒

神経毒の中には、軸索の電気信号ではなく、シナプスに作用するタイプのものがあります。有名なものには神経ガスの**「サリン」**や、矢毒のクラーレ（南米インディアンが用いた種々の矢毒の総称）の成分である**「ツボクラリン」**などがあります。

正常な状態でのシナプスの神経伝達の仕組みを見てみましょう。軸索の中を伝わってきた電気信号が軸索末端までやってくると、その刺激によってアセチルコリンやアドレナリンなどの神経伝達物質がシナプスに放出され、隣の神経細胞へと受け渡されます。神経伝達物質は数十種類あり、それぞれ役割が異なります。

それぞれの神経伝達物質は、次の神経細胞の細胞膜上にある受容体というタンパク質と結びつきます。神経伝達物質と受容体は、鍵と鍵穴のような関係で、それぞれ結びつくことのできる受容体が決まっています。

信号が伝達されると、神経伝達物質は受容体から離れて、酵素によって分解されたり、前の軸索末端のトランスポーターという部位から再び取り込まれたりします。

たとえば、アセチルコリンはアセチルコリン受容体と結合したあとには、コリンエステラーゼという酵素によって、コリンと酢酸に分解されます。こうして次の信号を伝える準備ができます。

ところが、毒が入ってくると、このようなプロセスが阻害されます。

たとえば、神経ガスのサリンは、アセチルコリンと似た構造をしています。このため本来であれば、使用されたアセチルコリンを分解するために存在するコリンエステラーゼがサリンと結びついてしまい、その結果、アセチルコリンが分解されずに残ってしまいます。

アセチルコリンは筋肉に緊張状態に入るよう指示する物質です。これがシナプスに残ってしまうと、次の信号が伝わらず、神経の興奮がずっと続いて、呼吸困難やけいれんなどの症状を引き起こすのです。

なぜ「毒」を持つ生物がいるのか

生物が毒を持つのは、天敵から身を守ったり、エサとなる獲物を動けなくしたりするためです。では、生き物の中には、なぜ毒を持つものと持たないものがいるのでしょう。

毒を持つ生物に共通する特徴として、進化の段階の低いものが多いということがいえます。毒を持った生物にはハ虫類や両生類、魚類、貝類、腔腸《こうちょう》動物（クラゲやサンゴ、イソギンチャクなど）、昆虫などが多く見られ、ほ乳類や鳥類などの高等恒温動物で毒を持つものはほとんどいません。

また、同じハ虫類や魚類、貝類でも、比較的動きの鈍いものに毒を持つものが多い傾向があります。海の生き物でいえば、サンゴやイソギンチャク、オコゼやクラゲなど運動能力の低いものたちです。

これらの生き物は、**運動能力が低くても生きのびられるように毒を持つ**という選択をしたといえるかもしれません。ほ乳類や鳥類が毒を持たないのは、毒にたよらなくても、すばやい身のこなしや高度な頭脳を持つことで、身を守ったり、エサを捕ったりできるからだといえます。

進化の過程で「自家中毒にならない肉体的構造」を獲得

しかし、だからといって毒のある生物は進化していないとはいえません。また、生物は最初から毒を持っていたとは限りません。

たとえば、ヘビの毒はもともとは唾液のような消化酵素が変化したものだといわれています。その無害な唾液を、相手を一撃で動けなくするような毒へと作り替え、なおかつ、その毒で自らが中毒にならないような肉体的構造を持つには、長年の進化が必要でした。毒を持った生物もまた、独自の進化を遂げた結果なのです。

ちなみに、太古の巨大ハ虫類といわれる恐竜に、毒を持った種類がいたかどうかは

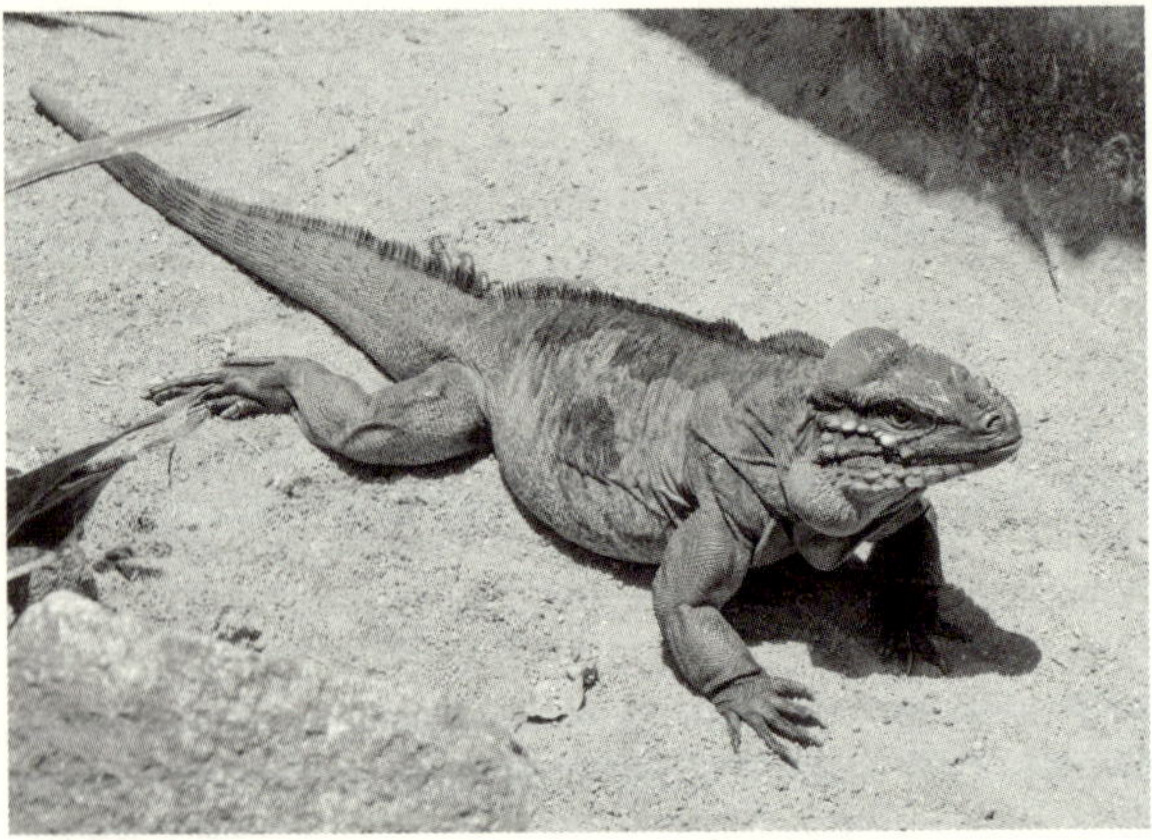

コモドオオトカゲに咬まれると血液が固まらず失血死してしまう

確認されていません。2009年にシノルニトサウルスという恐竜の化石に毒腺らしき痕跡が見つかりましたが、いまの猛毒ヘビと違い、獲物を一時的に麻痺させる程度だったといわれています。

比較的最近になって、現存する最大のハ虫類のコモドオオトカゲに毒があることが発見されました。

コモドオオトカゲは、インドネシアのコモド島やフローレス島などに生息する肉食のトカゲで、大きなものでは体長3メートルを超えます。このトカゲの下あごには毒腺があり、獲物に咬みつくと歯の根元から毒がしみ出て獲物の体内に入り込みます。この毒は血液を固まらなくしてしまう作用

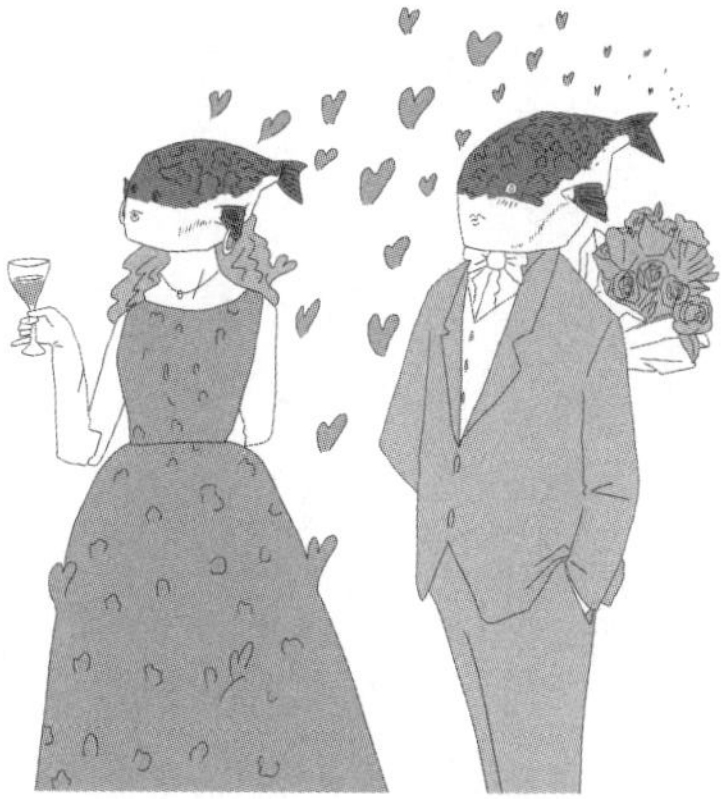

人間には「毒」でも、フグには「求愛のフェロモン」？

があり、咬まれた獲物は出血が止まらなくなって弱っていきます。

私たちは、毒というと相手を殺してしまうような猛毒をイメージしがちです。しかし、生物の中には毒性は強くなくても、なわばりを示したり、求愛したりするための化学物質を放出しているものは多く存在します。

最近の研究では、**フグやハチの毒にはフェロモンの役割がある**といわれています。毒は、生物間のコミュニケーションにおいても大切な役割を果たしているのかもしれません。

毒をもって毒を制す——解毒の原理

毒に対しては、「万能の対処法」は存在しません。

解毒剤といわれるものにしても、それらは飲み込んだ毒物がわかっているときだけに有効であって、**どんな毒にでも効く解毒剤はありません**。

解毒とは、ある毒の作用を抑えるために、それとは反対の作用をもたらす別の化学物質を摂取したり、毒が作用を発揮できないよう分解したりしてしまうことです。

たとえば、青酸ガスを吸入してしまった場合は、胃洗浄を繰り返したあと、「亜硝酸アミル」や「亜硝酸ナトリウム」を投与するという治療法があります。

体に入った青酸は血液中の酵素と結びついて細胞の呼吸を阻害し、放っておけば、酸素不足で死んでしまいます。しかし、亜硝酸アミルや亜硝酸ナトリウムは血液中でメトヘモグロビンという物質を作り、青酸はこれと結びついて無毒化されます。

テングタケ、アセタケ、カヤタケなどの毒キノコにあたった場合の解毒剤となるのは、チョウセンアサガオやベラドンナに含まれている「アトロピン」という物質です。

人間の自律神経には、活動的なときや緊張したときに活性化する交感神経と、リラックスしたときに働く副交感神経の2種類があります。先に挙げた毒キノコには副交感神経を興奮させるムスカリンという成分が含まれていますが、アトロピンにはムスカリンとは逆に副交感神経を抑制する働きがあるため、解毒剤として働くのです。

解毒は毒同士の相討ち

アトロピンは、サリンや有機リン剤による中毒症状に対しても、解毒の効果があります。

サリンが体内に入ると、筋肉を緊張させる作用のあるアセチルコリンが分解されずに残ってしまいます。すると、筋肉を緊張させる信号が流れっ放しになり、呼吸筋麻痺などの中毒を起こします。

アトロピンには、このアセチルコリンが信号を伝えるのを遮断する作用があるため、筋肉が弛緩《しかん》して解毒の役割を果たすのです。

しかし、アトロピンそのものも猛毒です。まさに**「毒をもって毒を制す」のが解毒剤の原理**です。

毒にあたったら、病院にかけこむのが先決ですが、**食中毒の場合にできることがあるとすれば、それは「吐くこと」**です。

吐くことによって、毒が消化管から吸収される量を減らして、症状が軽くなる場合があります。ただし、嘔吐や下痢によって脱水症状に陥らないよう注意する必要はあります。

Column

キャベツの葉の毒に耐性を持つアオムシ

キャベツ畑には必ずといっていいほどモンシロチョウの姿があり、キャベツの葉にはモンシロチョウの幼虫がいます。ところが、アオムシをはじめとした一部の幼虫以外に、キャベツを好んで食べる昆虫はいません。

それはキャベツの葉に含まれている「シニグリン」という配糖体（糖が結びついた化合物）からできる辛味成分が昆虫を遠ざける作用を持っているからです。

モンシロチョウの幼虫は、進化の過程でこの毒に対する耐性を獲得し、ほかの虫が食べようとしないキャベツの葉をエサとして確保したといえます。

このような戦略をとったほかの昆虫の例には、ジャコウアゲハがいます。

ジャコウアゲハの幼虫はウマノスズクサの茎《くき》や葉を食用としていますが、ほかの昆虫は好んで食べません。

これは「アリストロキア酸」という強い毒性のあるアルカロイドを含んでいるため

です。

ジャコウアゲハはアリストロキア酸に対して耐性があり、ウマノスズクサを食べることによって、アリストロキア酸を体内に蓄積し、小鳥などの天敵から身を守る手段としているのです。

2章

動物が作り出す毒

——弱い生き物の「生存戦略」としての毒

毒を持った生き物というと、私たちは何を連想するでしょう。ヘビ、クモ、ハチ、あるいはクラゲやフグでしょうか。これらの動物の毒は、天敵から身を守ったり、獲物を動けなくして捕食したりするためのものです。毒を持つ動物の多くはハ虫類や両生類、昆虫など、ほ乳類に狙われる危険性を持った生き物です。弱い動物が、生存競争を勝ち抜くために発達させた動物毒の世界を見ていきましょう。

クレオパトラを永遠の眠りに導いた毒ヘビ

毒ヘビに咬まれて死んだ有名な人物といえば、すぐに思い浮かぶのが古代エジプトの女王クレオパトラでしょう。

歴史家プルタルコスによると、クレオパトラは猛毒のエジプトコブラに自分の胸を咬ませて自殺したといいます。

エジプトコブラの毒はタンパク質からなる強い神経毒です。この毒はシナプスでアセチルコリン受容体と結びついて筋肉への信号を遮断し、運動麻痺や呼吸困難を引き起こします。そのLD50値は0・19㎎／㎏ほどなので、クレオパトラの体重を45㎏とすると8・5㎎ほどで半数致死量に達します。これは1回咬まれたら十分に注入される量なので、クレオパトラはほぼ即死だったのでしょう。

一説には、クレオパトラを咬んだのはクサリヘビの仲間だともいわれています。クサリヘビの毒は血液毒です。このヘビに咬まれると激しい痛みが走り、出血が止まらなくなり、咬まれた部位は壊死《えし》して、全身が紫色に腫《は》れ上がり死に至ります。美女として名高いクレオパトラが、そんなむごたらしい死に方を選んだとは想像しにくい気もします。

しかし、ヘビが毒を持つのは本来、エサとなる小動物を動けなくして食べやすくするためで、自分から人間を襲うことはありません。おそらくクレオパトラはヘビを刺激して怒らせ、胸を咬ませたのでしょう。

3000種のうち4分の1が毒ヘビ

世界に生息するヘビは3000種ほどで、その4分の1が毒ヘビだといわれています。

エジプトコブラを上回る猛毒のヘビもいます。たとえば、インドに生息するラッセルクサリヘビは血液毒に加えて神経毒も含む混合毒を持つヘビです。このようなヘビに咬まれると、出血毒と神経毒の両方の症状が現れ、苦痛にのたうち回ることになり

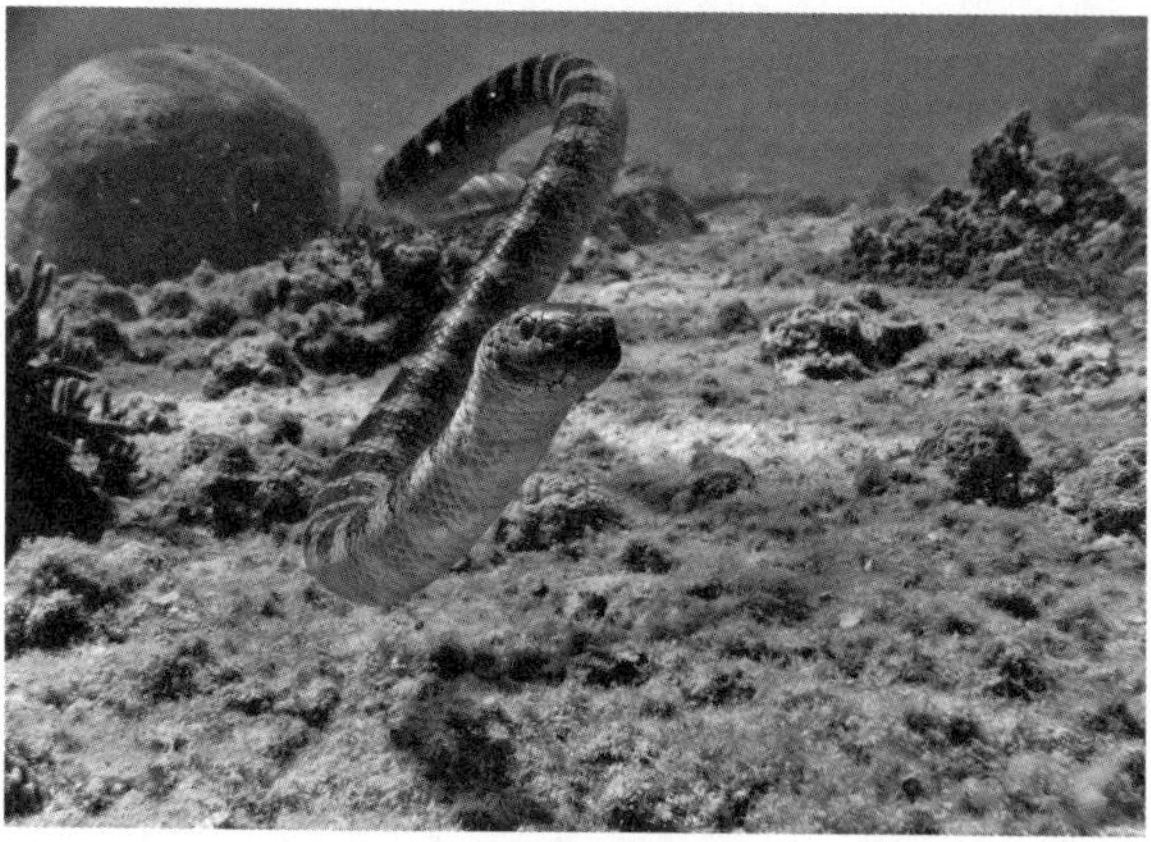

ウミヘビは「触るな危険！」

ます。

毒へビの中でも最強の毒を持つのはウミへビの仲間です。ウミヘビには魚類に属するものとハ虫類に属するものの2種類があり、毒を持つのはハ虫類のほうです。陸に棲《す》むコブラの仲間が海水環境に適応したものといわれ、その毒もコブラと同じく神経毒です。

なぜウミヘビは、これほど強い毒を持つのでしょう。それは牙《きば》が短いため1回に注入できる毒の量が、陸のヘビに比べて少ないからではないかといわれています。

しかし性格的にはおとなしく、手を出さないかぎり自分から襲ってくることはありません。

毒ヘビ猛毒ランキング

1	ベルチャーウミヘビ LD50=0.0001mg/kg	陸棲ヘビ最強のタイパンの100倍の毒を持つといわれる最強のウミヘビ。インド洋からオーストラリア北部にかけて生息。
2	インランドタイパン LD50=0.01mg/kg	オーストラリアに生息する陸棲最強の毒ヘビ。1匹の毒で人間なら100人、ネズミなら25万匹を殺せる威力を持つという。
3	イースタンブラウンスネーク LD50=0.03mg/kg	オーストラリア東部に生息するコブラの仲間。1匹の毒でネズミなら12万匹以上を殺せるといわれる。
4	デュボアトゲオウミヘビ LD50=0.044mg/kg	オーストラリア北部沿岸のサンゴ礁に生息。ベルチャーウミヘビとともに猛毒のウミヘビ。
5	イボウミヘビ LD50=0.1125mg/kg	インド洋からオーストラリアにかけて生息するウミヘビ。猛毒だが1回の毒の射出量が1mgと少ないため、1回咬まれただけで即死することはないといわれる。
6	タイガースネーク LD50=0.131mg/kg	オーストラリアに生息するコブラの仲間。1回の毒の注入量が多いため、オーストラリアの毒ヘビの中でもっとも致死率が高い。
7	ラッセルクサリヘビ LD50=0.133mg/kg	インドに生息する最強のクサリヘビ。神経毒と血液毒の混合毒を持つ。
8	ノコギリヘビ LD50=0.151mg/kg	アフリカからインドにかけて生息するクサリヘビの仲間。その毒はコブラの5倍の強さを持つ。ノコギリの刃のような鱗をすりあわせて威嚇する。
9	エジプトコブラ LD50=0.19mg/kg	アフリカ中北部、アラビア半島に生息。体長は1.5～2m。古代エジプト時代には王権の象徴として神格化されていた。
10	ブラックマンバ LD50=0.32mg/kg	アフリカのサバンナに生息する毒ヘビで、大きなものでは全長3～4mにもなる。1回で注入される毒の量は100mgにもなる。

※ LD50値の計測値にはばらつきがあり、ヘビによって毒の注入量も異なるため、ランキングは目安です。

なぜフグは自分の毒にあたらないのか？

毎年冬になると、必ずといっていいほど**フグ**中毒の事件が起こります。その数は、毎年20件から40件にのぼります。原因のほとんどが自己流による調理です。フグの毒は皮膚、卵巣、肝臓、腸に含まれているため、プロでなければ完全に取り除くのは困難です。

フグ毒の主成分は神経毒の「テトロドトキシン」です。テトロドトキシンは神経細胞のナトリウムチャンネルを遮断します(43ページ参照)。そのため筋肉が麻痺し、唇や舌のしびれ、指や手足の麻痺などが起こり、重症になると死亡することもあります。

青酸カリは犯罪でおなじみの毒ですが、テトロドトキシンの強さはその500倍から1000倍といわれていますから、いかに猛毒かおわかりいただけるでしょう。

トラフグであれば、卵巣ひとつで12人の人間が死ぬ計算になります。しかし、フグの毒は個体差が大きく、毒を持っているとされる種の中にも無毒のものがいます。また、季節によってもその毒の量は変化します。

「食物連鎖」で体内に毒が蓄積

このことは、**フグの毒がフグ自身の体内で作られていない**ことと関係します。テトロドトキシンを作るのは、フグの体内にいる緑膿菌《りょくのうきん》という細菌です。緑膿菌は、もともとフグのエサになるカニやヒラムシに寄生しているのですが、これをフグが食べることによって、フグの体にテトロドトキシンが蓄積します。

カニやヒラムシもまた、自らがテトロドトキシンを生み出すのではなく、この菌が付着した海藻やプランクトンを食べることで、体内に緑膿菌が寄生します。このため養殖して緑膿菌のいないエサを食べさせれば、フグの毒は減ったり、なくなったりします。

ところで、フグは自身の毒にあたることはないのでしょうか。毒にあたるとは、神経細胞のナトリウムチャンネルがふさがれてしまうことです。

これについては、フグの場合、人間と神経の構造が異なるためテトロドトキシンの影響を受けないのではないかと考えられています。

フグのメスはテトロドトキシンでオスを惹き寄せている?

テトロドトキシンはフグを外敵から守るばかりではありません。最近の研究では、フグのメスがオスを惹き寄せるときのフェロモンとしてテトロドトキシンが使われていることがわかってきています。メスの卵巣のテトロドトキシンの量は、産卵が近づくと増加し、オスはそれに惹かれて集まってきます。毒は種の存続にも貢献しているというわけです。

フグの卵巣は猛毒で、そのまま食べればもちろん命を落としかねません。ところが石川県には、そのフグの卵巣を糠《ぬか》漬けにした珍味があります。

糠床で3年間熟成させると、毒の成分がふくよかな味わいに変化し、炊きたてのご飯によく合うといいます。先人の知恵と食通の勇気には頭が下がりますね。

このフグの卵巣の糠漬けは、石川県でしか製造・販売が許されていません。

一刺しで死に至るサソリの猛毒が漢方に？

サソリには「外国に生息する猛毒の昆虫」というイメージがありますが、この言い方には3つの誤りがあります。

まず、サソリは日本でも八重山《やえやま》など南西諸島に生息しています。また、サソリは昆虫ではなく節足動物のクモの仲間です。さらに、サソリの毒は捕食のためであり、ほとんどはエサとなる小動物を仕留められる程度の弱い毒しか持っていません。

それでも中にはブラジルキイロサソリや、中東やアフリカに生息するデスストーカーのように人を死に至らしめるほどの猛毒を持つものもいます。ブラジルキイロサソリの毒のLD50値は0・43mg／kgですから、一回刺されただけで死ぬこともあり得ます。

サソリの毒は神経毒で、その成分はアミノ酸がつながってできた「ペプチド」と呼ばれるものです。ここでペプチドについて解説しておきましょう。

動物毒の多くはタンパク質でできていますが、タンパク質を構成するアミノ酸の数が少ない（数個から100個程度の）ものをペプチドといいます。その中で、アミノ酸の数が10個程度までのものは低分子ペプチド、100個程度のものはポリペプチド、それ以上の数からなるものをタンパク質と呼んでいます。

サソリの毒は、さまざまな種類のペプチドから構成されていますが、その主な作用は、神経細胞のナトリウムチャンネルを開いたままにしたり、いったん開いたチャンネルが閉じるのを遅らせたりすることです。これによって神経伝達が阻害されて、シナプスでアセチルコリンの放出が止まらなくなり、筋肉の収縮が続いて、激しい痛みやけいれん、呼吸筋麻痺を起こします。全身症状が生じた場合には、サソリ毒の作用を中和させる抗サソリ毒血清《けっせい》による治療が有効です。

脳腫瘍の治療薬としてスポットライト

恐ろしげな姿をしたサソリですが、近年、その毒から抽出したクロロトキシンを脳腫瘍《しゅよう》の治療に用いる方法が研究されています。

クロロトキシンは脳腫瘍の3割を占める神経膠腫《こうしゅ》（グリオーマ）の腫瘍細胞と結合しやすいという性質があります。そのためクロロトキシンをもとにグリオーマの腫瘍細胞の増殖を抑える治療薬が開発されています。

また、漢方では弱い毒を持つキョクトウサソリを乾燥したものを「全蠍《ぜんかつ》」といい、けいれんを鎮めたり、痛みを止めたりする薬として珍重されてきました。これもサソリの毒に含まれるペプチドの薬効によるものです。

日本ではサソリにはなかなかなじみがありませんが、中国では昔から食材として唐揚げなどにされています。また、東南アジアではサソリを生きたままウォッカなどに漬け込んだサソリ酒もよく見られます。これはイギリスやベルギーにも見られ、最後に残ったサソリは脚をむしって食べることもできます。

毒は大丈夫なのかと思われるかもしれませんが、食材に使われるサソリの毒はごくわずかなうえ、胃腸から吸収した場合、毒性はほとんど発揮されません。強面《こわもて》のサソリですが、意外と人間の役に立っているのです。

恐ろしげな見た目のクモ、その毒の強さは…

クモが苦手という人は多いと思います。その理由は、グロテスクで、いかにも猛毒を持っていそうなその容姿のせいでしょう。実際、ほとんどのクモに毒腺があります。しかし、クモの仲間であるサソリと同じく、人を死に至らしめるような強い毒を持つものはごく少数で、**ほとんどのクモは無毒**といっていいでしょう。

クモの毒の多くはアミノ酸からなるペプチド系の神経毒で、エサとなる昆虫を麻痺させて動けなくするために使われます。

ホラー映画などで、恐ろしい毒グモとしてタランチュラがよく登場します。しかし、その毛深く不気味な姿とは対照的に、毒はけっして強くありません。タランチュラのLD50値は56㎎/kgとされており、何百回も咬まれないかぎり、人間が死ぬことはありません。

セアカゴケグモの「名前の由来」

一方で、気をつけなくてはならないのが、1990年代の半ばに日本でも発見された、熱帯産の**セアカゴケグモ**です。体は小さいものの、LD50値が0・9㎎／㎏という強い毒を持ち、咬まれると激しい痛みや発汗を引き起こします。このクモの毒の主成分は**「α-ラトロトキシン」**という神経毒で、ほ乳類に対しても作用します。

ゴケグモという名前は、このクモに咬まれると死んでしまうので、奥さんが後家《ごけ》（未亡人）になるからだとよくいわれていますが、これは誤りで、交尾後にメスがオスを食べてしまって後家になることからついた名前です。セアカゴケグモのメスは体長1㎝前後であるのに対し、オスは3～5㎜とずっと小さいです。交尾後、用済みのオスはメスの格好のエサとなり、後家のクモだけが残るのです。

実際にセアカゴケグモに咬まれても、死に至ることはほとんどありません。

ただし、ゴケグモの仲間でもクロゴケグモやジュウサンボシゴケグモは毒が強く、

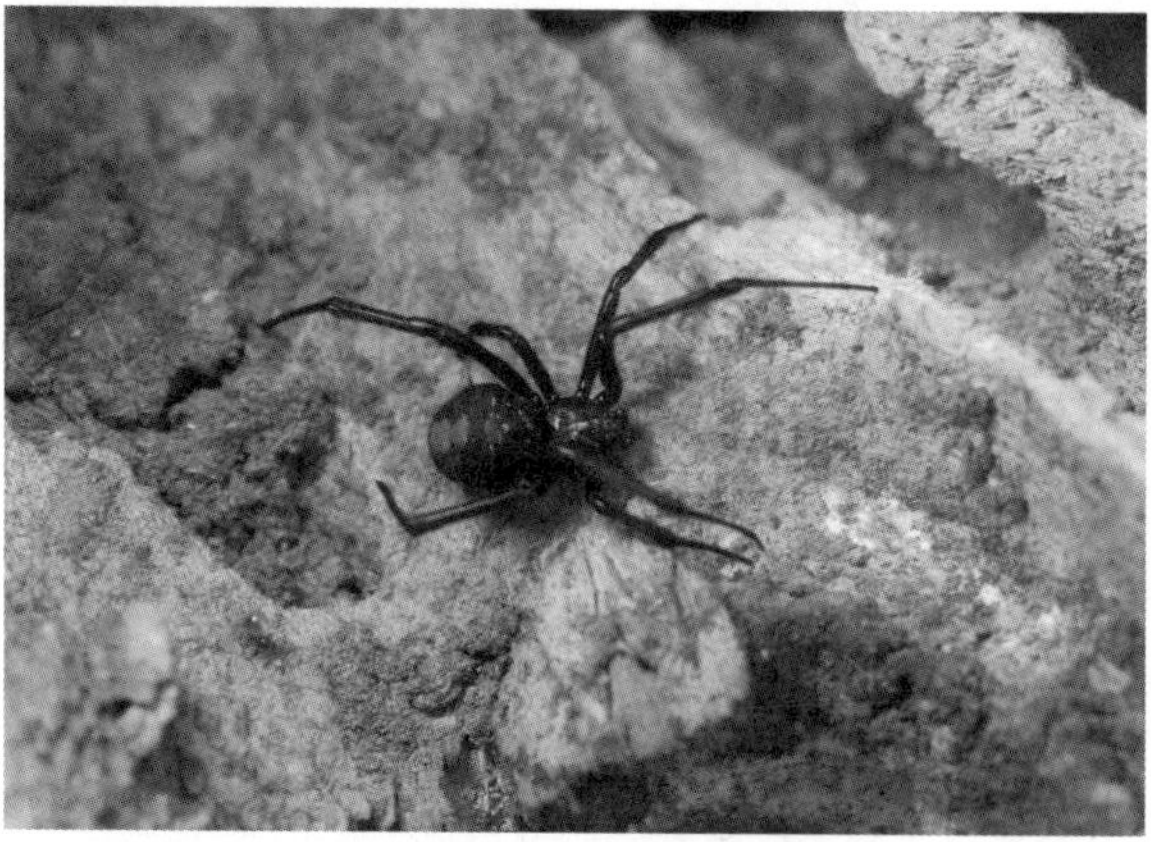
セアカゴケグモのメスは交尾後にオスを食べ「後家」になる

世界中で死亡例が報告されています。ジュウサンボシゴケグモに咬まれると、激しい痛みと血圧上昇や呼吸困難などの全身症状が現れ、抗血清などによる治療を受けないと数日で死んでしまうといわれています。

クモの毒には神経伝達物質のグルタミン酸の伝達を阻害する作用があります。グルタミン酸は興奮性の神経伝達物質であり、脳において記憶や学習などにもかかわっています。このため、クモ毒を脳の疾患のメカニズムや治療法の研究に役立てる試みもあります。

派手なカエルには毒がある

最近は見なくなりましたが、昭和の時代には、祭りや縁日で大道芸人が派手な口上《こうじょう》を唱えながら「ガマの油」という怪しげな軟膏《なんこう》を売っていました。この軟膏は、ヒキガエル（ガマガエル）が分泌する粘液から作られたものという触れ込みでした。

実際、ヒキガエルの耳腺や皮膚から出る粘液には、細菌や寄生虫を殺す成分が含まれています。ヒキガエルはこの毒液を、感染の予防薬として使っているわけです。

中国では実際に、ヒキガエルの耳腺から分泌される液を集めて固めた蟾酥《せんそ》という物質が漢方薬として使われてきました。蟾酥には強力な局所知覚麻酔作用、抗炎症作用、強心作用などがあることがわかっています。今日強心剤として知られる「救心」や「六神丸」にも配合されています。

ヒキガエルの耳腺から出る毒は総称して「ブフォトキシン」と呼ばれ、その主成分は幻覚を引き起こすブフォニンや、神経麻痺を引き起こすブフォタリンなどです。そのほかに、ベニテングタケにも含まれているブフォテニンという幻覚性物質なども含んでいます。

このため小動物はヒキガエルを避け、食べようとしません。

ヘビの多くもヒキガエルを食べませんが、ヤマカガシはヒキガエルを食べて、その毒を体にため、自分が捕食するときに使うという戦略を持っていることがわかっています。

猛毒ヤドクガエル1匹で20人を殺せる

日本ではペットショップなどでしかお目にかかれませんが、美しい色彩で知られる南米の**ヤドクガエル**の仲間も毒を持っています。

その名のとおり、原住民は狩りのときに、吹き矢の先にこのカエルの皮膚から分泌される毒液を塗っていました。矢毒を塗った吹き矢は、現在でも狩猟を生活の糧《かて》とす

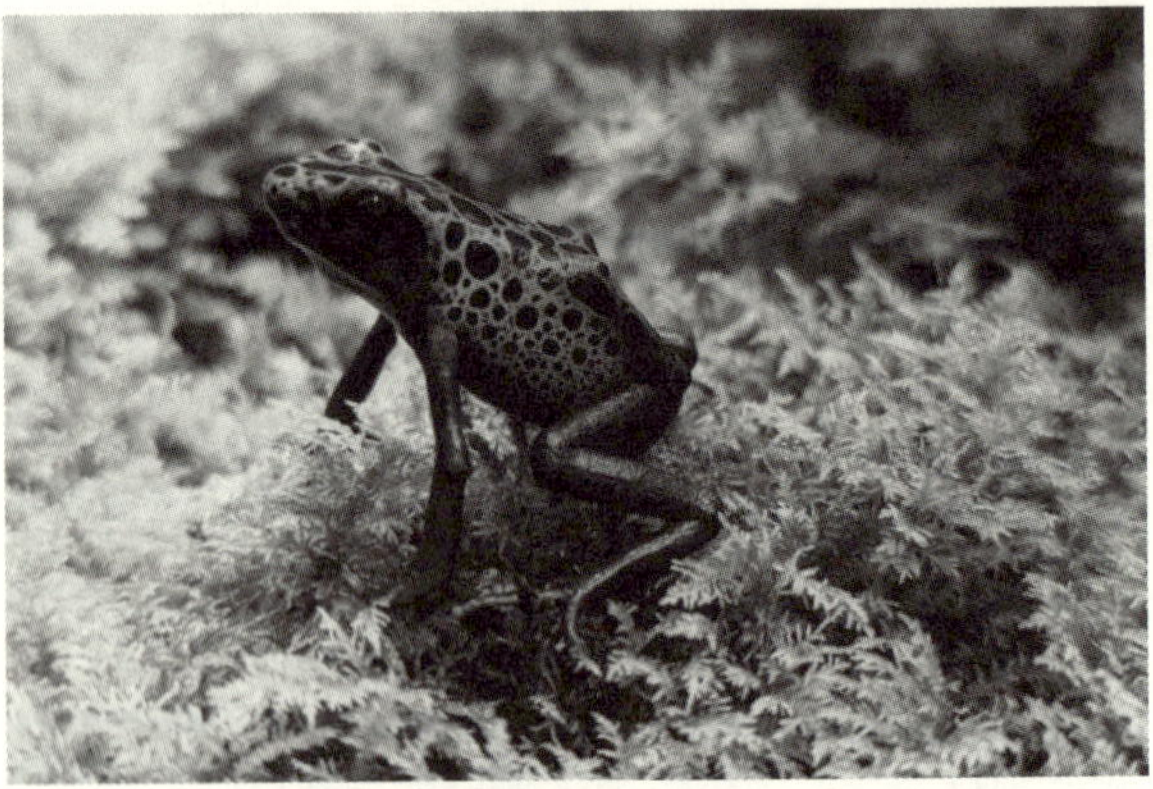

ヤドクガエルはその名のとおり皮膚からの分泌物が「矢毒」に使われる

る南米の先住民の間で、狩猟具として活用されているといいます。

この毒には「バトラコトキシン」という動物毒の中でも最強の部類に属する神経毒が含まれています。

これはフグ毒のテトロドトキシンとは反対に、ナトリウムチャンネルを開きっ放しにしてしまい、神経や筋肉を麻痺させます。そのLD50値は0・002mg／kgといわれ、計算上では1匹のヤドクガエルで20人を殺せることになります。

ヤドクガエルを「無毒化」する方法

しかし、そんな恐ろしいヤドクガエルが、

どうしてペットショップで売られているのでしょうか。

それはペットショップのヤドクガエルに毒がないからです。ヤドクガエルの毒はカエル自身が作り出すのではなく、エサとして食べているアリなど現地の昆虫に寄生しているダニに含まれているものです。

輸入にあたっては、毒が含まれていないエサを一定期間与えて、無毒化したうえで販売しているので、ペットショップのヤドクガエルは安全ということになります。

ヤドクガエルの毒素のひとつであるエピバチジンには、モルヒネの200倍ともいわれる鎮痛効果があることがわかっています。

また、エピバチジンは連用による依存性がないことから、非麻薬性の鎮痛薬の開発が期待されています。

ハチに「2度刺される」となぜヤバいのか

日本で**ハチ**に刺されて亡くなる人の数は毎年20人前後。これは**動物による死亡事故で最多**、そのほとんどが「スズメバチ」による被害です。
とくに夏から秋にかけては繁殖期で巣を外敵から守るために攻撃的になり、毎年、この時期になると日本各地でスズメバチによる被害が報道されます。

ハチの毒はさまざまな種類のアミン類（アミノ酸の一部が酵素などの作用によって変化したもの）やペプチド、酵素がミックスされており、その構成はハチの種類によって異なります。
刺されたときに激しい痛みを感じるのは、毒に含まれるヒスタミンやセロトニン、アセチルコリン、ドーパミン、アドレナリンなどのアミン類やハチ毒キニンと呼ばれる低分子ペプチドのせいです。

セロトニンやアセチルコリンなどは、脳内では神経伝達物質として働きますが、外部から体内に入った場合は痛みを引き起こす物質として働きます。

怖いのはアナフィラキシーショックによる窒息死

それほどミックスされた毒ならば、さぞかし強烈な毒かと思いきや、実はハチ毒そのもののＬＤ50値は、スズメバチでも２・５㎎／㎏とそれほど高くはなく、毒が原因で死ぬことはめったにありません。

危険なのは、ハチに刺されたことによって起きる**アナフィラキシーショック**と呼ばれる急性のアレルギー反応です。

実はスズメバチによる死亡事故の原因のほとんどは、このアナフィラキシーショックによる窒息死です。

これはハチの毒が体内に入ると、それを異物として排除しようとする免疫反応が体の中で起こることに起因します。

その反応は花粉へのアレルギー反応などよりはるかに激しく、手足のしびれや息苦しさを感じる場合があります。

しかし、ハチ毒が怖いのは2度目に刺されたときです。

1度ハチに刺されると、体の中にハチ毒に対する抗体ができます。2度目に刺されたときは、この抗体がハチ毒と激しく反応して、アレルギー反応にかかわる肥満細胞からヒスタミンなどの化学物質が放出され、これが全身に回って血圧低下や呼吸困難などが引き起こされるのです。

アナフィラキシーショックが起きたら一刻も早い処置が必要です。

30分以内に全身症状が現れる場合もあるので、免疫システムを強制的にストップさせる**アドレナリン注射**（エピネフリン注射とも）をして応急処置をします。アドレナリン注射は自己注射が許されているので、スズメバチに1度刺されたことのある人は常時携帯するようにするのもひとつの対策です。

ハチ毒は毒のカクテル

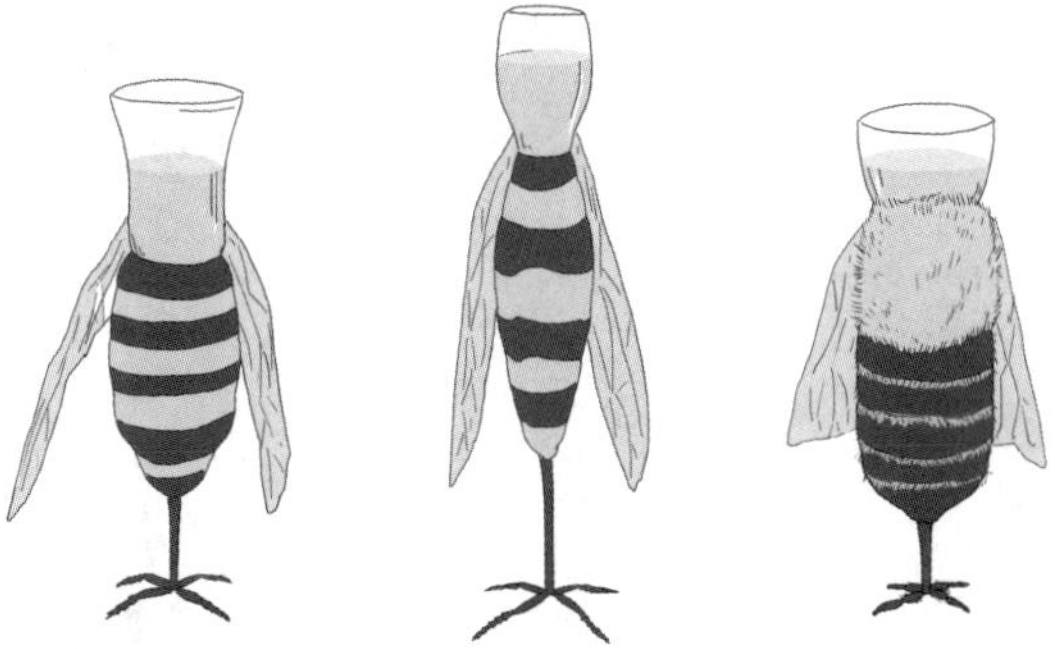

スズメバチ

刺しても皮膚に針が残らないので、1匹が何度でも刺す。セロトニンを多く含み痛みが強く、アナフィラキシーショックを起こしやすい。

アシナガバチ

スズメバチより毒は弱いが、刺されたときの痛みはもっとも強い。1匹が何度でも刺す。

ミツバチ

刺すと針が皮膚に残るので、1匹が1度しか刺さない。1度に注入する毒の量は少ないが、ハチ毒アレルギーの人には危険。

貝毒最強のイモガイは致死率約60％！

海外ではよく、カキはRのつく月以外には食べてはいけないといわれています。これは、5月（May）から8月（August）の間はカキが毒を持つからなどといわれていますが、それはまったくの誤解で、冷蔵庫のなかった昔はカキが輸送中に腐ってしまうことからいわれるようになったそうです。

カキには、もともと毒はありません。しかし、毒を持つプランクトンをエサとして食べたカキが毒を持つことがあり、これを人間が食べるといわゆるカキ中毒になります。

カキだけでなくアサリやホタテガイなどの二枚貝の中には、同じように毒を持つプランクトンを食べることによって毒化するものがいます。その毒の種類には、「麻痺性貝毒」と「下痢性貝毒」と呼ばれるものがあります。

麻痺性貝毒はフグ毒のテトロドトキシンなどと同じ神経毒で、代表的なのは「ゴニオトキシン」や、フグにも含まれている「サキシトキシン」などです。この毒に侵された貝を食べると舌や唇がしびれて、重い場合には呼吸困難に陥ります。

下痢性貝毒は吐き気や腹痛、激しい下痢を引き起こします。

これらの貝毒は、貝が毒を持つプランクトンを食べなくなれば、次第に減っていき無毒化します。各都道府県では、こうした貝毒のチェックを厳しく行なっているので、毒のある貝が市場に出回ることはありません。

薬に使われると「モルヒネの1000倍」の鎮痛作用

ただし、自分で毒を作り出す貝もいます。それが**イモガイ**です。イモガイは魚を毒で麻痺させて捕食します。

イモガイの歯舌《しぜつ》（舌と歯の働きをする軟体動物の器官）は、銛《もり》のような形状をしており、中は毒液で満たされ、容易に抜けないよう逆トゲまでついています。この歯舌を発射して獲物を刺すのです。その毒の主成分は「コノトキシン」と呼ばれる神経毒で、貝毒の中では最強です。
とくに「アンボイナガイ」の毒が体に入ると、けいれんを起こし、感覚が麻痺し、命の危険にさらされます。**人間が刺された場合の致死率は60%**ともいわれるほどの猛毒です。

しかし、コノトキシンには痛覚を麻痺させる作用があるため、近年ではコノトキシンから開発した鎮痛剤ジコノチドが慢性疼《とう》痛《つう》の治療に用いられています。

ジコノチドの**鎮痛作用はモルヒネの１０００倍**ともいわれており、モルヒネの効きにくい進行性のガンの痛みをやわらげるのにも役立てられています。

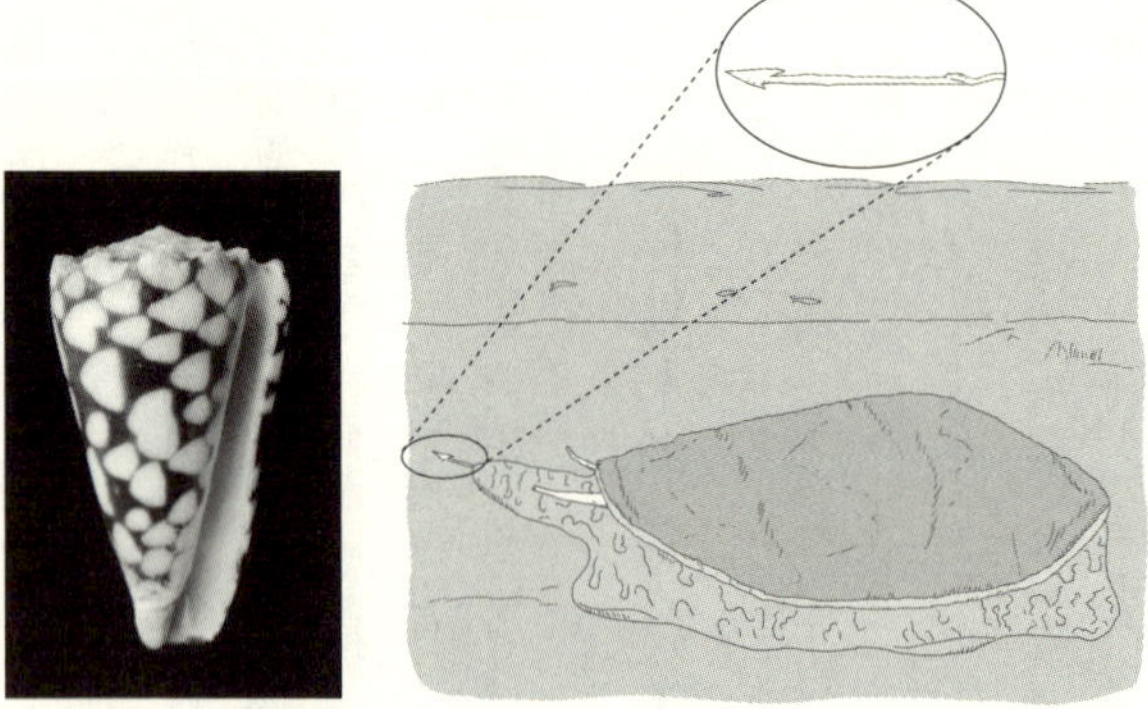

貝毒最強「コノトキシン」を持つイモガイは
銛のような形状の歯舌に毒液をためている

神秘的なクラゲが触手から発射する毒液

水族館で見る**クラゲ**は神秘的です。光を透かして、ゆらゆらと水中を漂うその姿には癒やされます。しかし、これが海水浴中だったらそうはいきません。

クラゲの触手が肌に触れると、激しい痛みが走り、みるみる腫れ上がります。とくに「カツオノエボシ」に刺されると、火傷《やけど》したような痛みを覚え、患部はミミズ腫れを起こし、ひどいときにはアナフィラキシーショックを起こして死ぬこともあります。

クラゲの触手には**刺胞**《しほう》と呼ばれる毒の入ったカプセルがあります。触手に触れると、その刺激でカプセルが開いて、針が発射され、注射針のように毒液が注入されます。

動きの遅いクラゲはこのようにして、すばやいプランクトンや小魚などを捕まえてエサにしているのです。

クラゲの毒にはさまざまな成分が含まれており、神経毒や血液毒の混合毒も少なくありません。強い毒を持つものには、ほかにアンドンクラゲやハブクラゲなどがいます。

「フグ毒の数十倍」の強力毒を持つ生物が浅瀬に!?

刺胞を持つ海洋生物はクラゲのほかにも、**イソギンチャク**や**サンゴ**がいます。イソギンチャクの毒はクラゲほど強くはありませんが、サンゴ礁に生息するイソギンチャクの中には強い毒のあるものもいます。また、サンゴの中にも「アナサンゴモドキ」のように、皮膚が火傷のようにかぶれるほどの毒を持つものがいます。

刺胞を持つ海の生き物の中で注目すべきは**イワスナギンチャク**です。イワスナギンチャクはサンゴ礁の浅い海に生息する刺胞動物ですが、次の項目で紹介するマイトトキシンに次ぐ猛毒の「**パリトキシン**」という毒を持っています。そのLD50値は0・00025mg/kgであり、これは**フグ毒のテトロドトキシンの数十倍の強さ**です。ただし、パリトキシンはイワスナギンチャクが作り出しているのではなく、その体内に取り込まれた渦鞭毛藻《うずべんもうそう》が産生していると考えられています。

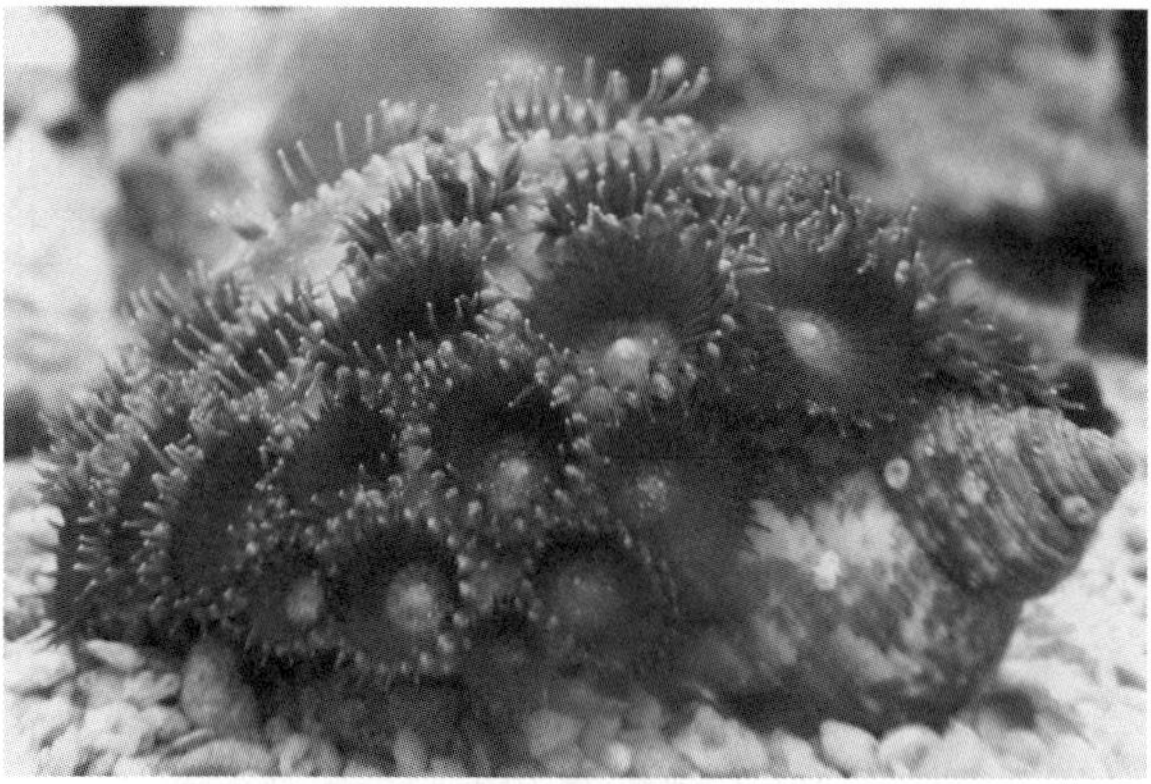

サンゴ礁の浅い海に生息するイワスナギンチャクは
フグ毒テトロドトキシンの数十倍の猛毒を持つ

このイワスナギンチャクを食べる**アオブダイ**という魚がいます。朝鮮半島からフィリピンにかけての岩礁やサンゴ礁に生息する色鮮やかな魚で、刺し身や煮物、揚げ物など、食用として利用されることも多いことで知られています。

ところが、すべてではありませんが、その内臓にパリトキシンが蓄積されていることがあります。

パリトキシンは加熱しても無毒化されず、食べた場合は、強い痛みや呼吸困難、けいれんなどを引き起こす恐れがあることから、厚生労働省は販売や食利用の自粛を勧告しています。

食中毒を引き起こす高級魚

日本では魚による中毒といえば、フグにあたるというイメージが強いですが、世界的にもっとも多いのは**「シガテラ毒」**による食中毒です。

シガテラといっても、釣りをしている人でもなければなじみの薄い言葉かもしれません。シガテラとは、熱帯や亜熱帯など主にサンゴ礁海域に生息する魚によって起きる食中毒の総称です。

この毒にあたると、下痢や腹痛といった食中毒症状に加えて、水に触れてもドライアイスに触れたときのような冷たさを感じる感覚異常があるのが特徴です。

シガテラを引き起こす毒を持つ魚は、オニカマス、カンパチ、ヒラマサ、バラハタ、イシガキダイ、ナンヨウブダイなど300以上います。

しかし、イシガキダイやカンパチなどはシガテラ毒があるのに高級魚として食用にされています。これはなぜでしょう。

それは、すべてのイシガキダイやカンパチなどがシガテラ毒を持つわけではないからです。

「食物連鎖の上位」にいる魚ほど要注意

フグ毒や貝毒と同じように、シガテラ毒は魚自身が作るのではなく、海藻に付着している渦鞭毛藻というプランクトンによって作り出されます。そのプランクトンを食べた小魚を、さらに大きな魚が食べるという食物連鎖によって毒素が蓄積されていきます。

原因となるプランクトンの生息域が広がれば、それまで毒を持たなかった魚がシガテラ毒を持つようになります。日本でも温暖化による潮の流れの変化のためか、近年、本州以北でもシガテラによる中毒例が増えています。シガテラ毒を持つ魚には美味な高級魚が多いのは頭の痛いところです。

シガテラ中毒を引き起こす毒素には「シガトキシン」や「マイトトキシン」などが

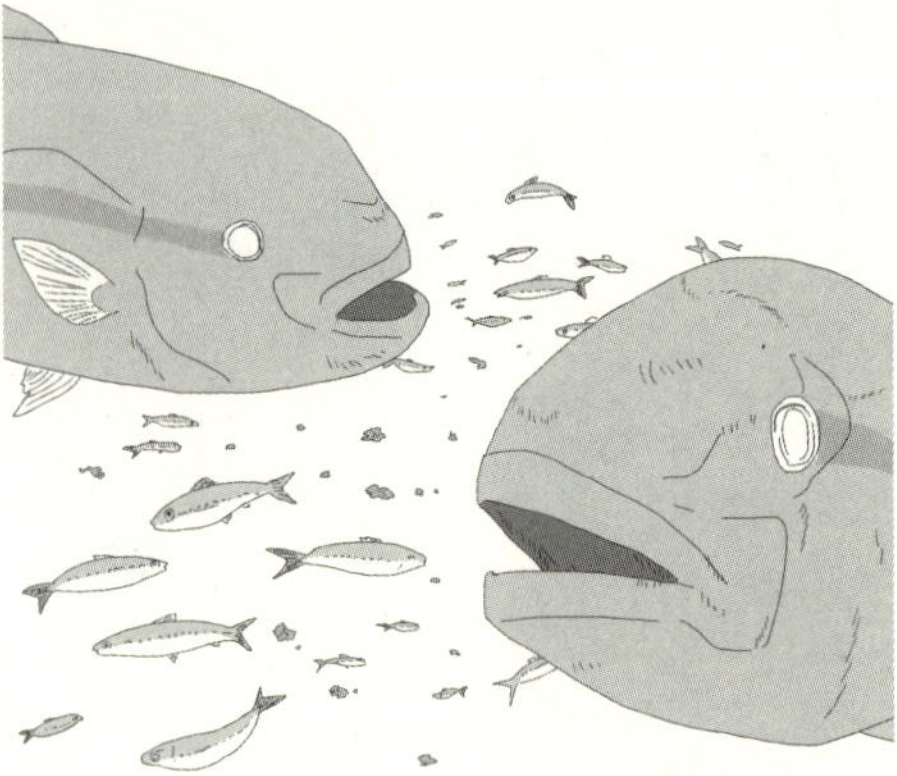

食物連鎖の上位に立つ魚ほど、蓄積している毒は多くなる

あります。

シガトキシンは、テトロドトキシンとは逆に神経細胞のナトリウムチャンネルを開きっ放しにします。また、マイトトキシンは海洋生物に含まれる最強の毒で、LD50値は0・00017㎎／㎏です。その強さは計算上、フグ毒の約60倍ともいわれています。

ただ、これほどの猛毒でありながら、シガテラ中毒による死亡例はほとんどありません。

幸いなことに、**1匹の魚に含まれる毒の量が少ない**ため、魚を1匹食べたくらいでは致死量に達しないからです。

ニューギニアのジャングルで見つかった毒鳥

毒を持つ生き物は運動能力や思考や判断力などがあまり発達しておらず、動きの遅いものが目立ちます。動きが遅くても、エサとなる生き物を捕まえられるように、また、身を守るために毒を持つ方向へと進化したのかもしれません。

ほ乳類や鳥に毒を持つものがきわめて少ないのは、鋭い感覚や高い運動能力があるため、生きていくのに毒を必要としなかったからだと考えられます。

ほ乳類で例外的に毒を持つものには「カモノハシ」がいます。オスだけが毒を持ち、後ろ足の蹴爪《けづめ》と呼ばれる部分から毒が注入されます。この毒は〝オス同士の戦い〟のために使われます。

一方、鳥類には毒を持つものはいないと、長い間考えられてきました。中国の古典には、「鴆《ちん》」という名の毒を持つ鳥がいると記されていますが、これは伝説上の鳥で

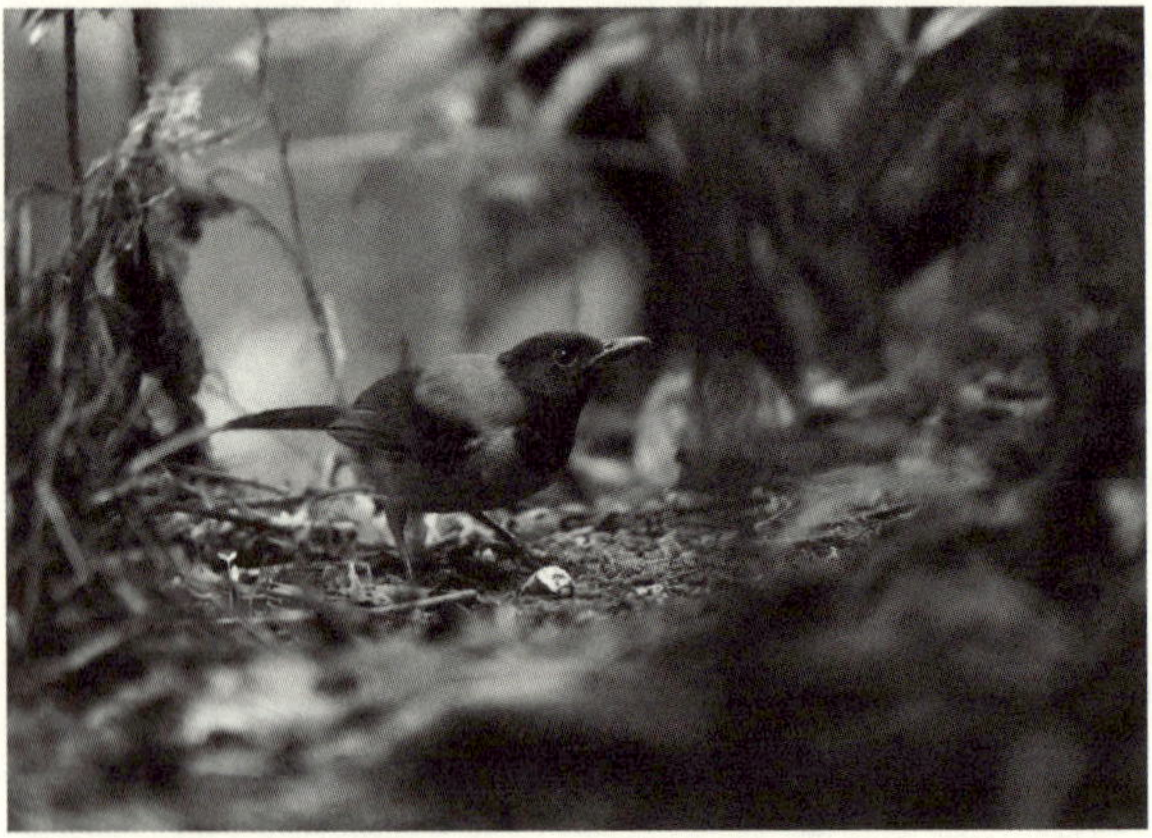
「鳥類は毒を持たない」という通説を覆したピトフーイ

あって、実在しないと思われていました。

猛禽類にも襲われない色鮮やかなピトフーイ

ところが、1990年代になってから、ニューギニアのジャングルで毒を持つ鳥が見つかりました。カワリモリモズ、クロモリモズ、カンムリモリモズ、サビイロモリモズなど、**ピトフーイ**という総称で呼ばれる鮮やかな色彩をした雑食性の鳥です。

調査の結果、これらの鳥の筋肉や羽毛には、神経毒のホモバトラコトキシンが含まれていたのです。ホモバトラコトキシンはLD50値が0・003mg／kgという猛毒です。この毒があるおかげで、ピトフーイは猛禽類《もうきんるい》に襲われません。ひょっとしたら、中国の「鴆」も、ピトフーイのようにかつては実在する鳥であったのかもしれません。

不思議なのは、ピトフーイの持つホモバトラコトキシンが、南米に生息するヤドクガエルの持つ神経毒の「バトラコトキシン」ときわめて近い化学構造を持っている点です。

ヤドクガエルの毒は、エサである昆虫に寄生するダニに由来しているという話をしましたが、ピトフーイが食べている昆虫の中に、バトラコトキシンを作り出すものがいるのかもしれません。

南米とニューギニアという距離の離れた地域に、同じ毒を作り出す昆虫がいるとすれば、興味深いことです。

ピトフーイのほかにも、アフリカのツバメガンやヨーロッパウズラも毒を持つケースがあります。ツバメガンは翼を広げると2メートル近くになる大きな鳥です。毒のあるツチハンミョウという昆虫を食べて、その毒が体に蓄積されるため毒を持つようになったといわれています。

アジアからヨーロッパにかけて生息する野生のヨーロッパウズラは、アフリカへ渡る秋から冬にかけての時期だけ、一部の個体が毒を持つようになります。ツバメガンと同じく、餌となる昆虫に含まれる毒が体内に蓄積されたのではないかといわれています。

食肉用として飼育されているヨーロッパウズラには毒はなく安全ですが、秋のヨーロッパでウズラのジビエ料理を食べるときには注意が必要かもしれません。

Column

「ノーベル賞研究者」と「猛毒の合成」

2010年度のノーベル化学賞は、米パデュー大学特別教授の根岸英一《ねぎしえいいち》さん、北海道大学名誉教授の鈴木《すずき》章《あきら》さん、米デラウェア大学教授のリチャード・ヘックさんの3人が受賞し、ニュースでも大きく取り上げられました。

受賞理由は、有機物同士を合成する「クロスカップリング」という反応についての業績でした。

これまで、炭素を含む有機化合物はきわめて安定しているため、その結合を解いたり、合成したりすることは困難とされていました。しかし、ホウ素やパラジウムなどを触媒とすることで、有機物同士の合成を可能にしたのが、クロスカップリング反応です。

これによって不可能だった複雑な化学物質の合成が可能になり、医薬品や電子部品などの開発に幅広く応用されています。

このクロスカップリング反応によって合成された物質のひとつに、海産動物のイワスナギンチャクが持つ猛毒パリトキシンがあります。

パリトキシンは分子量が2680と大きく、構造も複雑なことから、合成はきわめて困難とされていましたが、1994年、米ハーバード大学化学科の岸義人《きしよしと》教授らが全合成に成功しました。この合成を可能にしたのも鈴木章教授が考案した「鈴木カップリング」でした。

ほかにも赤潮の原因である渦鞭毛藻の持つ毒・ギムノシンAの合成にも、鈴木-宮浦クロスカップリング反応が使われました。

3章

植物が作り出す毒

――薬の開発、バイオテクノロジーにも応用植物の毒というと猛毒のトリカブトやチョウセンアサガオなどが思い浮かびますが、実はほとんどの植物はアルカロイドと呼ばれる毒成分を含んでいます。食用の野菜の場合、その量は人間には有害ではないほどわずかですが、この微量のアルカロイドが生態系の中では害虫や菌を寄せつけないなどの役割を果たしています。ここでは薬の開発やバイオテクノロジーにも大いに役立っている植物毒の世界を見ていくことにします。

トリカブト
──暗殺や狼退治に使われた毒草の代名詞

トリカブトというと毒草の代名詞になっていますから、多くの人がその名を聞いたことがあるでしょう。毒は草全体に含まれていますが、とくに根に多く含まれています。

それにもかかわらず、**実は園芸店で手に入るほど身近な植物**です。観賞用のものは青紫色の美しい花が咲きます。いうまでもなく、これにも毒は含まれていますから、間違っても花や葉を口にしないでください。

トリカブトは、アイヌ民族が熊を狩るときに使う矢に塗る毒として利用するなど、その毒性は古くから知られていました。

また、西洋では暗殺用の毒として有名になりました。古代ローマでは政敵を亡き者にするのに使われましたし、夫の連れ子を殺す事件も起こり「継母の毒」と呼ばれたこともありました。中世になると、狼を退治するのに広く用いられ、「狼殺し」という名で呼ばれるようになりました。

「四谷怪談」で非業《ひごう》の死を遂げるお岩。彼女が飲まされ、顔がただれた原因になったのも附子（トリカブト）だったとされています。

一方、漢方ではトリカブトの塊茎を干したものを附子と呼んで、心不全の治療薬として重宝してきました。

葉1枚で死に至る

トリカブトの毒は、アコニチンというアルカロイド系の神経毒で、神経細胞のナトリウムチャンネルを開いてしまう作用があります。これによって神経の正常な伝達が阻害され、口のしびれ、嘔吐やけいれんなどを引き起こし、症状が重い場合には窒息死します。アコニチンのＬＤ50値は０・３㎎／㎏ほどで、人間であればトリカブトの葉１枚で死に至ります。

また、葉の形がヨモギやニリンソウ、モミジガサなどの葉に似ていることから、誤

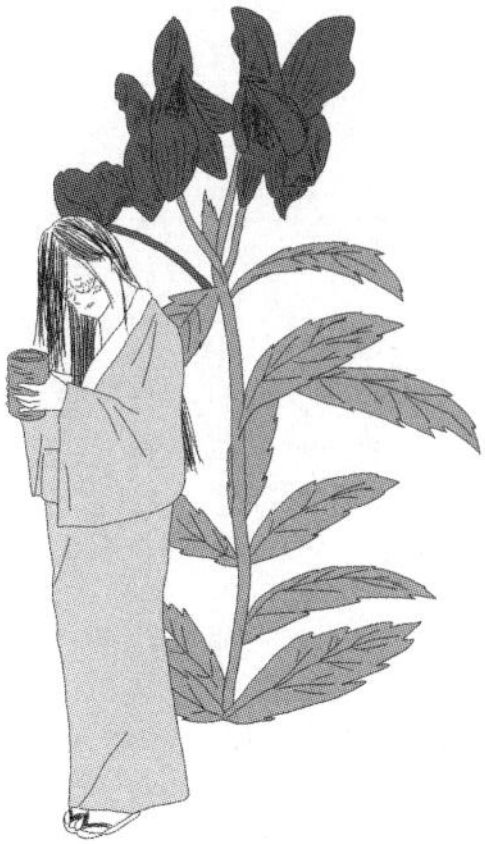

「四谷怪談」のお岩もトリカブトを飲まされた?

って食べてしまうという中毒事件がたびたび起こっています。間違って食べてしまった場合は、すぐさま吐き出して、病院での処置が必要です。ただし、治療法や解毒剤は確立されていないのが現状で、なによりも誤食に注意するしかありません。

また、トリカブトの花の蜜を含むハチミツを食べて、中毒になったケースも報告されています。アコニチンは虫に対して毒として作用しませんが、ハチが集めた蜜にトリカブトの花の蜜が混入していれば、それを口にした人間にあたるというわけです。ですから、野生のハチミツを安易に口にするのはやめたほうがよさそうです。

毒草を食べていた先人の知恵

「人が食べるために栽培した畑の野菜に毒性のあるものがあるはずがない」、ふつうはそう考えてしまいます。

しかし、畑の野菜の中にも毒の成分が含まれているものがあります。そのため調理方法を誤ると、中毒になる場合もあるのです。

そのひとつが**ジャガイモ**です。これには、ソラニンやチャコニンという毒性のあるアルカロイドが含まれています。ソラニンは、神経伝達物質のアセチルコリンを分解するコリンエステラーゼという酵素の活動を阻害します。このためアセチルコリンが分解されずに残り、嘔吐や腹痛、下痢などの症状を起こします。

もっとも、ジャガイモに含まれているソラニンは重量の約0・02％と低く、体重50kgの人なら、1度に10kg近く食べないかぎり中毒の心配はありません。

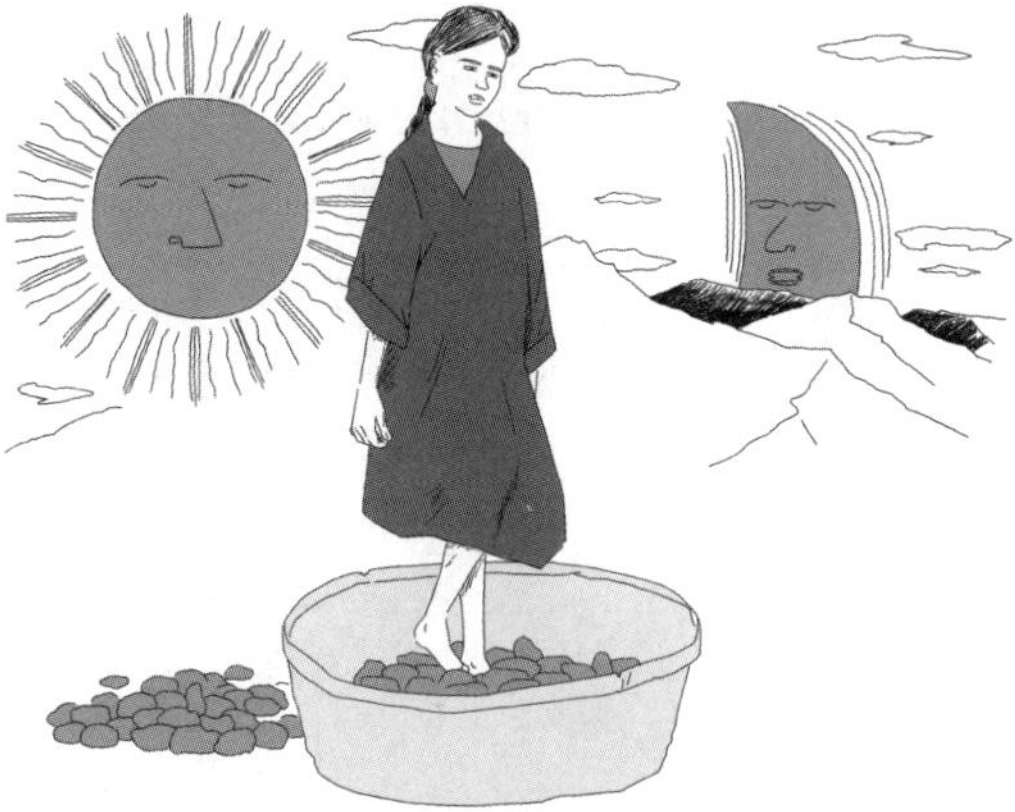

ジャガイモの毒を抜く知恵

ただし、生長の盛んな芽の部分や緑化したジャガイモにはソラニンが多く含まれるため、中毒を起こす場合があります。調理するとき、芽を取るようにいわれるのはそのためです。

中央アンデスでは、冷凍したジャガイモを繰り返し踏みつけ、水分と毒を抜くことが知られています。こうして作られたジャガイモはチューニョと呼ばれ、いまも保存食などに用いられています。

昔ながらの調理法の「科学的根拠」

春の山菜である**ワラビ**は、熱湯で湯がいて十分灰汁《あく》抜きをしてから調理するようにいわれています。古くは苦みを取るためと考えられていましたが、湯がくことで、ワラビに含まれている「プタキロサイド」という発ガン性物質を取り除けることがわかったのです。

プタキロサイドは、熱湯で灰汁抜きをするほかにも、塩漬けにすることでも取り除けます。昔ながらの調理法には、実はこのように科学的根拠があることが少なくありません。

同じく山菜の**フキノトウ**や佃煮《つくだに》のきゃらぶきにする**ツワブキ**にも、ピロリジジンアルカロイドという肝臓障害を引き起こす毒が含まれています。しかし、これらも灰汁抜きを十分に行なうことで取り除くことができます。

たとえ誤って生で口にしたとしても、よほど大量に食べないかぎり心配はいりません。食べようとしても、苦くてとても食べ続けられないはずです。

むしろ、野菜の毒で気をつけなくてはならないのは基準値を超える残留農薬のほうかもしれません。

矢毒から現代医学まで——人類が恩恵を授かった毒

トリカブトと同じように、**植物の毒は伝統的に狩猟における矢毒として使われてきた**歴史があります。ヤドクガエル（71ページ参照）など動物性の毒も矢毒として利用されてきましたが、世界全体で見ると、植物毒を使うケースのほうが多いようです。

矢毒に使われたさまざまな植物の中でも、南米のアマゾンやオリノコ川流域の原住民が用いた**クラーレ**という毒はよく知られています。これは狩猟に使われるとともに、ヨーロッパの探検家を恐れさせた毒です。この毒を塗った矢が刺さった動物は、痛みを感じる間もなく、筋肉が弛緩し呼吸ができなくなって死ぬことから、サイレントキラー（沈黙の殺人者）と呼ばれました。

クラーレの作り方は原住民の秘密とされてきましたが、探検家たちの調査で、この毒がツヅラフジ科、フジウツギ科のツル植物の樹皮から採られた毒であることがわかりました。

さらに、20世紀の半ばには、その主成分がツボクラリンやトキシフェリンというアルカロイドであることも判明しました。

ツボクラリンは、アセチルコリンと似た構造をしているため、アセチルコリンの代わりに、シナプスのアセチルコリン受容体と結びついてしまいます。このため筋肉を収縮させるというアセチルコリンの作用が阻害されて、四肢の筋肉や呼吸筋が麻痺します。トキシフェリンにも同様の働きがあります。

筋弛緩剤、強心剤に応用される矢毒

原住民の矢毒として恐れられてきたクラーレですが、現代医学は、その筋肉を弛緩させる作用に注目しました。いわゆる**筋弛緩剤**です。筋弛緩剤は麻酔手術のときに筋肉の緊張を取るのになくてはならない薬剤となっています。

ほかにも、**イポー**(またはウパス)と呼ばれる東南アジアのクワ科の常緑樹があり、その乳液状の樹液が矢毒として用いられました。この樹液にはアンチアリンという配

世界の矢毒マップ

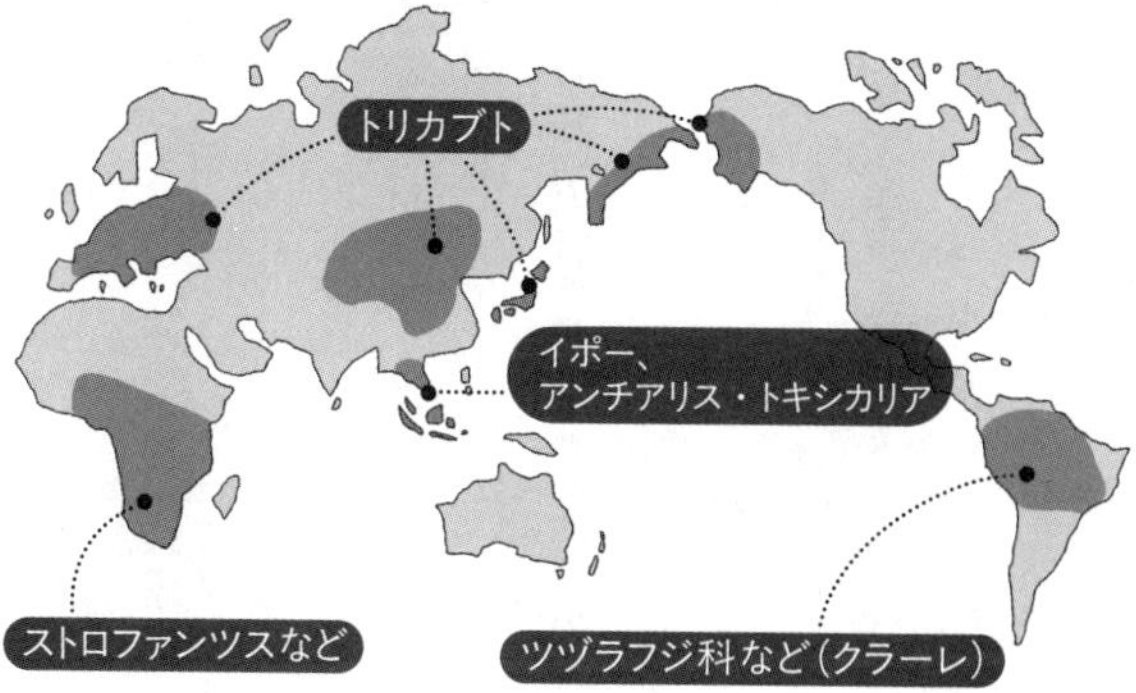

糖体（糖が結びついた化合物）が含まれており、これが心筋に障害を与えます。

また、アフリカで用いられる矢毒はキョウチクトウ科のストロファンツス属の植物の種子や樹皮や根から作られます。これにはウアバインという成分が含まれ、今日では強心剤として医療に応用されています。

人類は、その地に自生する植物に含まれる毒を矢毒として用いてきました。

北半球の温帯から寒帯ではトリカブト、東南アジアではクワ科のイポーや高木アンチアリス・トキシカリア、南米はクラーレ、中央アフリカから東アフリカでは、キョウチクトウ科のストロファンツスのほか、イモ類、マメ類からも毒を抽出していました。

華岡青洲が全身麻酔薬「通仙散」に使った毒草

ジャガイモ、トマト、ピーマン、トウガラシ。こうした身近な食物にも毒となるアルカロイドは含まれています。

これらの植物の共通点は**ナス科の植物**であるということです。ナス科の植物には「アトロピン」や「スコポラミン」など毒性の強いアルカロイドを含むものが多く、中でも**チョウセンアサガオ**や**ハシリドコロ**、**ベラドンナ**といった植物には、きわめて毒性の強いアルカロイドが含まれています。

いずれも草全体が有毒ですが、とくに根に多くの毒が含まれています。

アトロピンやスコポラミンは、神経伝達物質であるアセチルコリンの受容体に結びついてしまうため、アセチルコリンによる信号の伝達が阻害されます。また、血液脳関門（28ページ参照）を通過して中枢神経を麻痺させ、幻覚や錯乱状態を引き起こしますから、チョウセンアサガオやハシリドコロはけっして口にしてはいけません。

一方で、これらの植物は古くから薬草としても活用されてきました。江戸時代の医師・**華岡《はなおか》青洲《せいしゅう》**はチョウセンアサガオに鎮痛作用があると知り、トリカブトなどと調合して**全身麻酔薬「通仙散《つうせんさん》」**を発明しました。そして、これを用いて乳ガン摘出手術を世界で初めて成功させたのです。

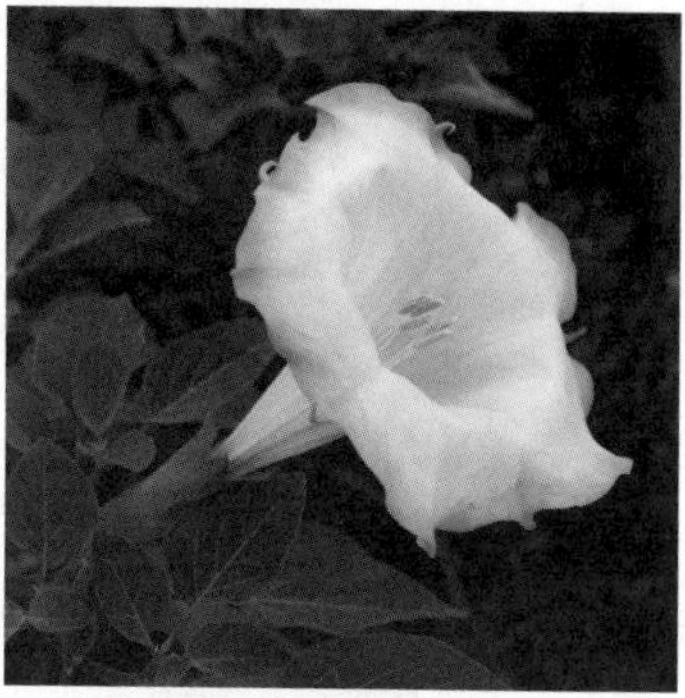
全身麻酔薬「通仙散」はチョウセンアサガオから作られた

〝美女の薬〟といわれたベラドンナの副作用

ハシリドコロは、食べると錯乱して狂ったように走り回ることから、その名がつけられました。また、根はロートコン（莨菪根）と呼ばれ、胃けいれんや喘息《ぜんそく》を鎮める薬として活用されています。ロートコンにはまわりの筋肉をゆるめて瞳孔を広げる作

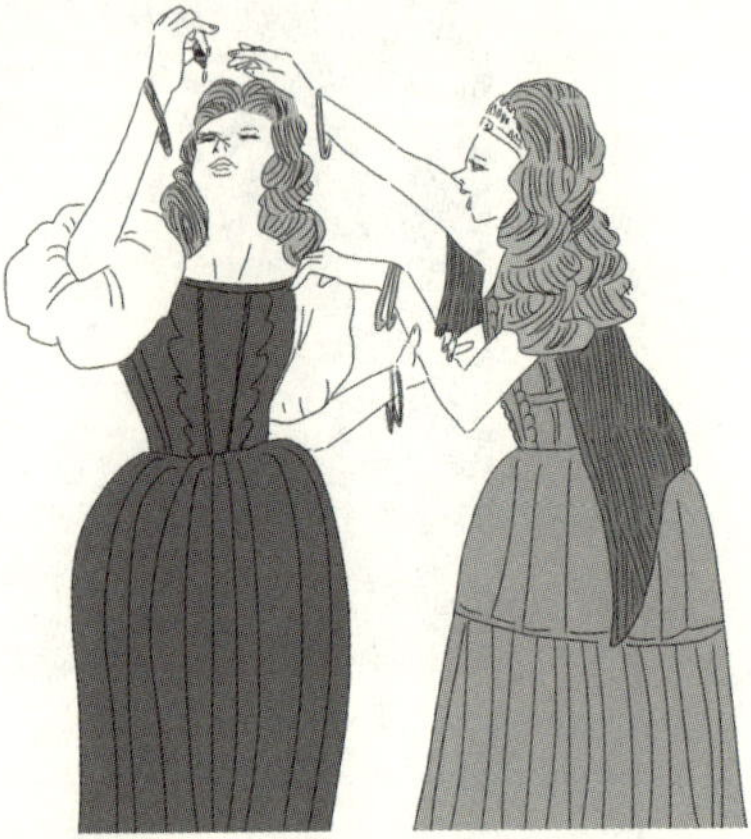

貴婦人が使った“美女の薬”ベラドンナの正体は——

用があることから目薬としても使われています。

西洋でアトロピンやスコポラミンを含む植物の代表格といえば、**ベラドンナ**です。この植物の汁には、瞳孔を広げる作用があることから、ルネサンスの時代には西洋の貴婦人が目を大きくぱっちり見せるために目にさしたといい、〝美女の薬〟ともいわれています。ベラドンナという名称の語源も、イタリア語のbella-donna（美しい女性）だそうです。

しかし、アトロピンの副作用で瞳孔がもとに戻らなくなったり、錯乱状態になったりすることもあり、たいへんな危険を伴いました。

極楽浄土に咲くヒガンバナ
──食べれば「あの世」ゆき？

ヒガンバナは別名、曼珠沙華《まんじゅしゃげ》と呼ばれ、仏教では極楽に咲くといわれています。たしかに葉を出す前に、色鮮やかな赤い花を咲かせる美しい花ですが、その反面、どことなく毒々しさがあります。

実際、多くのアルカロイドの毒を含んでおり、とくに鱗茎《りんけい》（球根）に含まれているリコリンは、食べると嘔吐や下痢、低血圧などの症状を引き起こします。

リコリンのLD50値は10700㎎／kgとそれほど強くなく、鱗茎を一口食べたくらいでは腹痛や嘔吐を催す程度といわれる一方、中毒死を起こした例もあります。

鱗茎はかつては去痰《きょたん》剤や利尿剤として民間薬に用いられたこともありますが、現在ではすり下ろした汁を肩こりや関節痛の患部に塗布して用いるといった外用に限られています。

アマリリス、スイセン――美しい花には毒がある

ヒガンバナ科には有毒な植物が多く、**アマリリス**や**スイセン**もリコリンを含みます。とくに根に多く含まれていますが、全体が有毒です。アマリリスは観賞用の鉢植えとしても人気がありますが、植え替えなどで球根に触れたままにしておくと、リコリンのために皮膚が炎症を起こすことがあります。必ず手を洗うようにしましょう。

同じくリコリンが含まれているスイセンは、花が咲いていなければニラやノビルと似ているところから、間違えて食べてしまう事故がしばしば起きています。死亡例はないものの、毎年10件前後の食中毒事故が報告されています。スイセンにはニラ独特の臭いがないので、臭いを嗅げば判別はできます。

そのほか、外見が似ている毒草の例には、アジサイの葉（有毒）と青ジソの葉、イヌサフラン（有毒）とギョウジャニンニク、ハシリドコロ（有毒）とフキノトウ、バイケイソウ（有毒）とオオバギボウシ、チョウセンアサガオの根（有毒）とゴボウの根などがあります。紛らわしいものには手を出さないのが鉄則です。

間違えやすい毒草

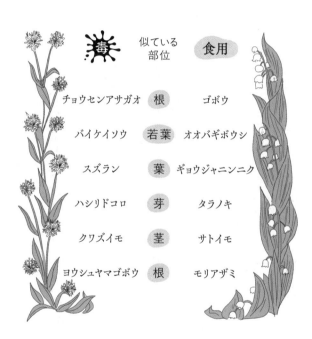

毒	似ている部位	食用
チョウセンアサガオ	根	ゴボウ
バイケイソウ	若葉	オオバギボウシ
スズラン	葉	ギョウジャニンニク
ハシリドコロ	芽	タラノキ
クワズイモ	茎	サトイモ
ヨウシュヤマゴボウ	根	モリアザミ

ソクラテスがあおった毒杯とドクニンジン

セリ科の**ドクニンジン**は日本ではあまりなじみがありませんが、ヨーロッパでよく見かける有毒植物です。

その有毒性を広く世に知らしめたのが古代ギリシアの哲学者ソクラテスです。

ソクラテスは、その評判を妬んだ者たちに「若者を誤った方向へ導いた」という理由で死刑宣告を受け、自ら毒杯をあおって死ぬのですが、そのときに使われたのがこの毒だったといわれています。

ドクニンジンには「コニイン」というアルカロイドが含まれています。この成分は神経毒で、体内に入ると中枢神経や運動神経の末梢に麻痺が生じます。

初めに両足が麻痺し、続いて手や顔の筋肉が麻痺して、重篤な場合は呼吸ができな

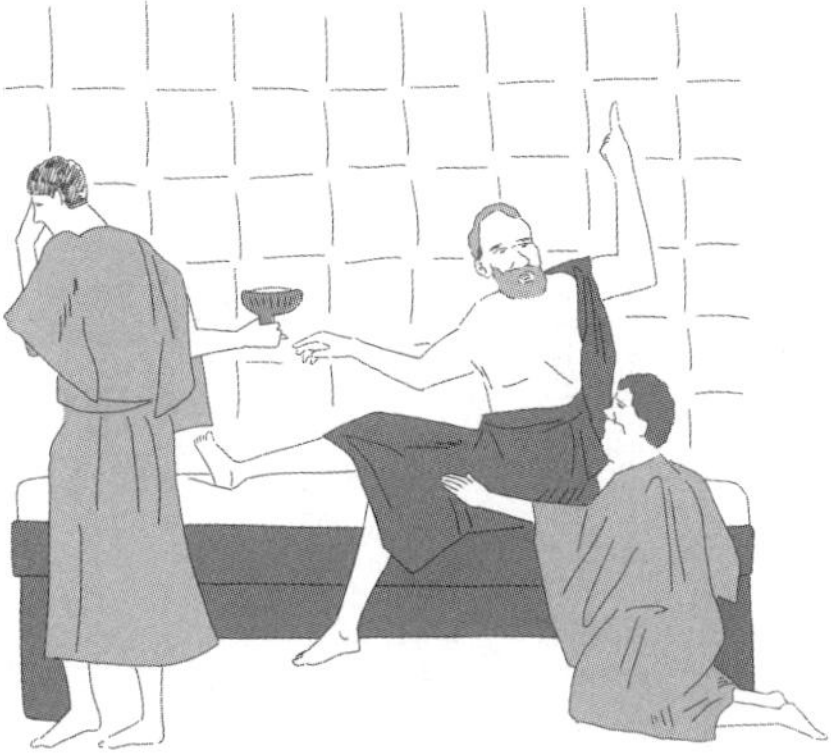

ソクラテスがあおったドクニンジンに含まれる「コニイン」が
体内に入ると初めに両足が麻痺し、やがて死に至る

くなり、死に至ります。

草全体が有毒ですが、**根にとくに多く毒成分が含まれています。**

弟子のプラトンによると、毒を飲んだソクラテスの足先を執行人の男が押し、感覚がないかどうかをたずねました。ソクラテスが「ない」と答えると、次にすねを押し、ここでも感覚がないことを確かめます。男は「この無感覚な状態がだんだん上にあがって、冷たくなって、心臓まで来たら死ぬ」と説明し、実際、ソクラテスはそのとおりに亡くなったといいます。それはまさしくコニインによる中毒の進み方です。

フランスの画家ダヴィッドが18世紀に描いたソクラテスの最期にも、毒杯を受け取るところと足の感覚を実況する様子が描かれています。

日本の三大毒草のひとつ「ドクゼリ」

同じくセリ科の毒草に、**ドクゼリ**があります。これは日本の湿地に自生しています。トリカブトやドクウツギとともに**日本の三大毒草**といわれているほど強い毒性があり、その名のとおり食用のセリと外見が似ているので、誤って食べて中毒になる人もときどきいます。

ドクゼリの有毒成分は「シクトキシン」という化学物質で、中枢神経系に作用し、けいれんや呼吸困難を引き起こします。正確な致死量はわかっていませんが、毒性がとても強く、2本食べて死亡した例もあります。

シクトキシンはとくに球根に多く含まれています。皮膚からも吸収されますので、素手で球根に触るのはやめましょう。

青梅の果肉と仁を「食べてはいけない」

「生の青梅には毒があるから、そのまま食べてはいけない」と言われたことのある人もいるでしょう。その言い伝えどおり、熟していない青梅の果肉や仁（種の中身）には、青酸配糖体の「アミグダリン」という毒になる成分が含まれています。

アミグダリンそのままでは毒性はありませんが、体内に入ると果肉に含まれる酵素や腸内細菌が産生するエムルシン（β《ベータ》-グルコシターゼ）という**酵素によって分解されれ、有毒なシアン化水素（青酸ガス）を発生**させます。シアン化水素は血液中のヘモグロビンと結合してしまうため血液が酸素を運べなくなり、細胞の呼吸を阻害します。

軽症ならば、頭痛やめまい、吐き気、発汗くらいですが、重症の場合は、けいれんを起こして血圧が下がり、呼吸が停止して死に至る場合もあります。

ただし、青梅の致死量は子どもで100個、大人なら300個ともいわれており、誤って何個か口にしたくらいで死ぬことはありません。それに、店で売られているものはある程度熟したものなので、アミグダリンの濃度はそれほど高くありません。また、完熟して黄色くなったものや、梅ジャム、梅干し、梅酒などのように熱やアルコールなどで加工処理されたものも、毒性は分解されていますから心配ありません。

デザートやジャムでおなじみの果実にも…

アンズや**ビワ**、**モモ**などにもアミグダリンは含まれています。果肉よりも種子に多く、含有量はウメ約3・2％、アンズ約8・0％、ビワ約2・0％といわれています。アンズの種は杏仁と呼ばれ、杏仁豆腐の香りづけに使われることで知られていますが、漢方では咳止め薬としても利用されています。ただし、その場合も用量を守って飲むことが大切です。

ビワは種子だけでなく、実や葉にもアミグダリンが含まれています。一説にはガンの治療に効果があるといわれ、サプリメントなども売られていますが科学的根拠はありません。**過剰に摂取して青酸中毒を起こす危険さえあります**ので注意が必要です。

トウゴマ――時間差で攻撃する猛毒

「ひまし油」をご存じでしょうか。かつては下剤として使われ、いまでは潤滑油《じゅんかつゆ》、石けん、医薬品まで幅広く使われている植物油です。

これはトウダイグサ科の植物である**トウゴマ**の種子から取れる油で、その油かすから抽出されるのが猛毒**「リシン」**です。

その毒性（ＬＤ50値は０・03㎎／㎏）は青酸カリの３００倍以上といわれ、植物毒の中では最強です。

リシンの成分はタンパク質で、細胞でタンパク質を合成しているリボソームの機能を阻害して細胞死を引き起こします。フグ毒などの神経毒と違って、毒性が発揮されるのには10時間近くかかります。

口から入った場合は、胃腸に出血が起こり、肝臓や腎臓などが壊死して敗血症で死に至ります。摂取量にもよりますが、死亡までには36時間から72時間かかるとされています。

テロや暗殺に使われる恐れも…

1978年、イギリスに亡命していたブルガリア人作家ゲオルギー・マルコフが、通りですれ違いざまにこうもり傘の先で太ももを突かれる事件が起こりました。そのときマルコフはわずかな痛みを感じただけで、そのまま仕事に向かいましたが、翌日に熱を出し、4日後に敗血症で死亡しました。

実は、ゲオルギーの死はリシンによる暗殺だったのです。こうもり傘の先から小さな金属球が打ち込まれ、これにリシンが含まれていました。

また、2003年ホワイトハウス宛ての手紙から見つかったパウダー状の物質の中にリシンが含まれていた事件が起こり、イギリスでも同じ年にリシンを所持していたテロリストが捕まる事件がありました。

さらに2004年にもアメリカの上院議員宛てにリシン入りの封書が送られるとい

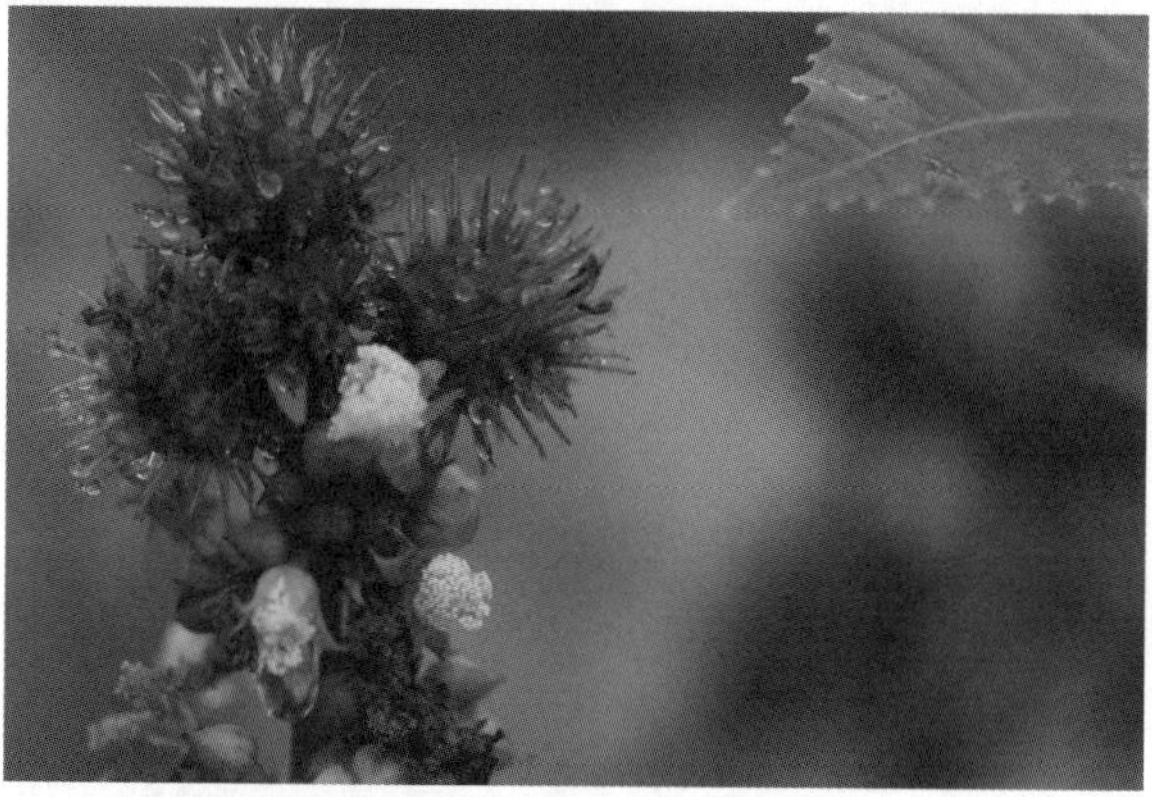

米国大統領暗殺の企図にも用いられた「リシン」はトウゴマの種子から抽出される

う事件がありました。

リシンには長らく解毒剤がなく、テロにおける使用が懸念されていましたが、２００４年、アメリカのテキサス大学でワクチンが開発され、２００６年にはこのワクチンに予防効果があることが正式に確認されています。

その後も、リシンを用いて人を殺《あや》めようとする試みはあとを絶ちません。２０１３年には当時のオバマ米国大統領宛ての郵便物からリシンが検出され、２０２０年にはトランプ大統領宛ての郵便物からリシンが検出されています。

喫煙者の7割近くが依存症

世間の喫煙者への風当たりはますます厳しくなっていますが、それに拍車をかけるようなデータが、製薬会社のファイザーの調査で明らかになりました。

それによると、日本人の喫煙者全体の約66・9％にあたる1534万人がニコチン依存症であるというのです。ニコチン依存症とは、自らの意志で禁煙をすることが困難な状態です。

ご存じのように、ニコチンはタバコの葉に含まれる成分でアルカロイドの一種です。**タバコ**は嗜好品《しこうひん》と考えられていますが、そこに含まれる**ニコチンは青酸カリを上回る猛毒**で、強い神経毒性を発揮します。たとえばLD50値は7・1mg／kgとされますが、日本で販売されている軽めの紙巻きタバコ1本に含まれるニコチンの量は約0・8mg。つまり、**9本で半数致死量**に達してしまいます。これは、ニコチンを食べたり注射したりした場合で、喫煙には当てはまりませんが、タバコの毒性はそのくらい強いことは覚えておいたほうがいいでしょう。

加熱式タバコには、ニコチンやタールの表示義務はまだありませんが、紙巻きタバコ同様、ニコチン依存症の危険があります。

気をつけなくてはならないのは、子どもによる誤飲です。全国の子どもの誤飲事故の約半数をタバコが占めており、その数は年間200件にも及びます。

幼児であれば2㎝以上食べてしまえば死亡する可能性があり、たいへん危険です。とくに**水に浸された吸い殻は、ニコチンが水に溶け出しているのできわめて危険**です。飲んだ場合はすぐに医療機関での処置が必要です。

依存症、発ガン…「百害あって一利なし」

ニコチンは神経伝達物質のアセチルコリンと似た分子構造をしているため、アセチルコリン受容体と結びついてしまい、正常な神経伝達を阻害します。その結果、筋肉が弛緩して呼吸障害を引き起こしたり、自律神経や中枢神経を興奮させたり、麻痺させたりします。また、快感にかかわる神経を刺激して精神依存、さらに身体依存（141ページ参照）も形成するため、**依存症を引き起こしやすい**という性質もあります。

また、タバコに含まれるタールや煙に含まれる一酸化炭素も体に有害な作用を及ぼします。タールはベンツピレンなど多くの発ガン性物質を含み、一酸化炭素はヘモグロビンと結合して、細胞の酸素欠乏を引き起こします。やはりタバコは、吸わないにこしたことはないでしょう。

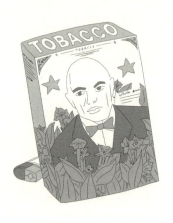

愛煙家で知られ、肺ガンで死亡したハリウッド俳優ユル・ブリンナーは、生前、タバコの害を警告するCMを撮影していました。「いまはもう私はこの世にいません。ただひとつ、みなさんにお伝えしたいことがある。Don't smoke!（たばこはやめなさい）」という言葉は、お茶の間に衝撃を与えました。

マンゴーに含まれるかぶれ成分

以前はなかなか食べられなかったマンゴーも、いまやその人気はすっかり定着しました。しかし、手軽に食べられるようになるにつれ、皮膚科には口のまわりがかぶれた若い女性の来院が増えているといいます。

酸味を含んだこってりした甘さが魅力のマンゴーは、**「ウルシかぶれ」**で知られるウルシの仲間です。

ウルシには、かぶれを引き起こすウルシオールという成分が含まれています。マンゴーにもこれによく似たマンゴールという成分が含まれており、口のまわりのほか、皮をむくときに手や指がかぶれることもあります。

マンゴーやウルシによるかぶれは、「アレルギー性接触皮膚炎」といわれるものです。ウルシオールがアレルギーの原因物質（アレルゲン）となり、これを排除しようとして体が過剰に反応することにより**皮膚炎**が起こります。花粉症などと同じように、人によって反応が起きたり、起きなかったりします。

かぶれの治療にはステロイド剤や抗ヒスタミン剤が効果的ですが、副作用もありますから接触を避けるのが一番です。

それでも、どうしても食べたいという人は、口のまわりにつかないようフォークで口の奥に入れるという手もあります。

かぶれを起こす植物は身近にこんなに潜んでいる

かぶれを起こす植物には、同じくウルシ科のハゼの木、ヌルデなどのほか、イチジク、イラクサ、ブタクサなど数多くあります。意外なところでは、カシューナッツやピスタチオがあります。

炒《い》ったナッツを食べてアレルギー反応を起こす人はほとんどいませんが、生の果実の汁や殻の内側に触れるとかぶれるので注意が必要です。

また、イチョウの種子のギンナンの外皮にもウルシオールに似た成分が含まれていますから、ギンナンを拾うときには必ずゴム手袋をするようにしましょう。

また、ギンナンの実に含まれる「4'-O-メチルピリドキシン」という物質はビタミンB6の働きを阻害する作用があり、摂りすぎるとビタミンB6欠乏症を引き起こします。**中毒を起こすとされている量は、子どもで7から150粒、大人では40から300粒**と幅がありますが、いずれにしても、食べすぎないことです。

ほかにも、個人差はありますが、アレルギー反応が報告されている植物をランダムに挙げてみます。「え？　こんなものまで」と思われるような意外な果物や野菜が含まれていることに驚かれるかもしれません。マンゴー、イチジク、イラクサ、ウマノアシガタ、ウルシ、ニンニク、カクレミノ、カシューナッツ、マーガレット、キク、キダチアロエ、キツネノボタン、キウィフルーツ、ギンナン、クソニンジン、クチナシ、月下美人、ゲッケイジュ、コンニャク、サクラソウ、サトイモ、サルオガセ、シクラメン、シソ、ジンチョウゲ、シンビジウム、セロリ、センニンソウ、スイセン、ダイコン、タマネギ、チューリップ、トウダイグサ……などです。

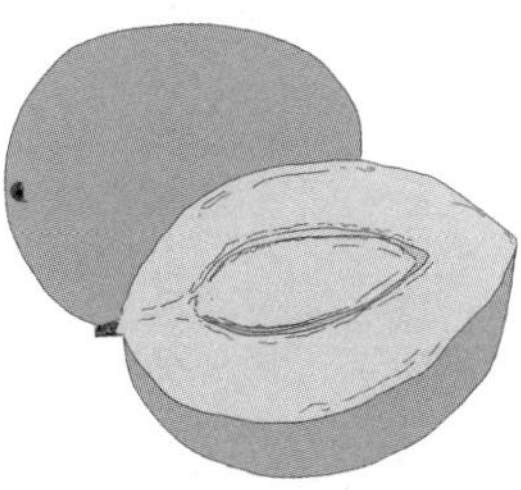

平安時代の『今昔物語』にも登場するツキヨタケ

厳密には植物ではなく「菌類」の一種ですが、毒の定番ともいえる**キノコ**についても、本章でお話ししたいと思います。

日本人は世界でも有数のキノコ好きの民族です。

フランスやドイツ、東欧やロシアでもキノコ料理は人気がありますが、日本ほどさまざまな種類のキノコを楽しむ国はないでしょう。しかし、それだけに毎年、秋になると毒キノコによる中毒事故が絶えません。

日本の毒キノコの種類は200種類以上ともいわれ、中でも**ツキヨタケ**による中毒事故がもっとも多くなっています。

これはブナ林などの倒木や切り株に重なり合って生えるキノコで、一見するとシイタケやヒラタケ、ムキタケといった食用キノコとよく似ています。そのため、間違え

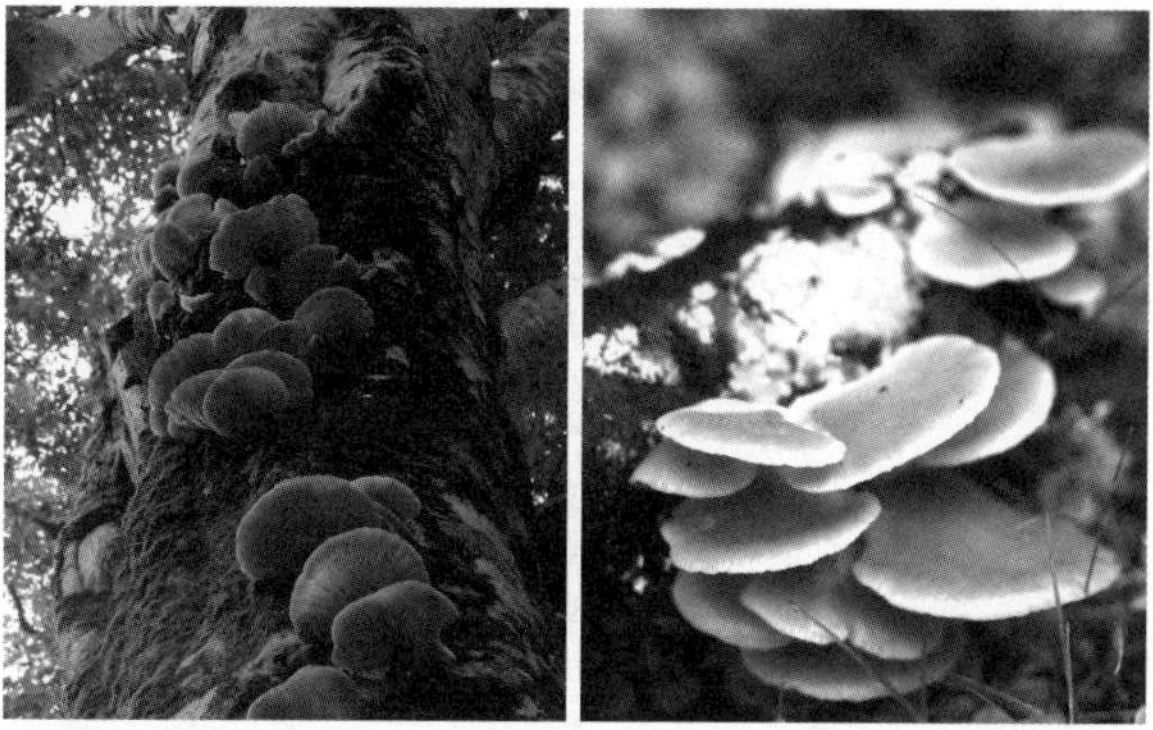

食用のヒラタケ(右)に間違われて中毒事故の多いツキヨタケ(左)

て食べたという中毒事故が後を絶ちません。

ツキヨタケには「イルジンS」、「イルジンM」という成分が含まれています。食後30分くらいから、嘔吐、腹痛、下痢などの症状が現れ、重症になるとけいれんや脱水症状を起こして死亡する場合もあります。

ツキヨタケに毒があることは古くから知られており、平安時代に書かれた『今昔物語』にはヒラタケと偽って先輩僧侶を暗殺しようとした僧の話「金峯山の別当、毒茸を食ひて酔はざること」が載っています。

誤食があとを絶たない美味しそうなキノコたち

これに並んで中毒事故の多いのが、**クサ**

ウラベニタケです。カサが灰色がかった褐色をしており、ウラベニホテイシメジという食用キノコと似ているため、誤って販売されたものを買って中毒を起こす事件も起きています。食べると、吐き気や腹痛、下痢などの消化器系の中毒症状を起こします。

カキシメジも中毒事故の多いキノコで、茶褐色の傘の裏に白いひだがあり、いかにも食べられそうな外見をしています。また、食用キノコのチャナメツムタケによく似ているために、間違って食べたというケースが多く報告されています。食べると、頭痛、腹痛、嘔吐、下痢などを引き起こします。

また、**ニガクリタケ**も、食用のクリタケに似ていることから中毒事故になりやすい毒キノコです。

2010年の秋にも、東京都墨田区で行なわれたイベントでニガクリタケのパックを誤って販売してしまうという事故がありました。小さなキノコですが、出血性のタンパク毒や神経毒を含み、食べると嘔吐や下痢をはじめ、神経麻痺、肝障害などを引き起こし、死に至ることもあります。

1本で死に至る「猛毒キノコ御三家」

毒キノコの中でも危険なものが多いといわれるのが、**テングタケ**の仲間です。とくに**タマゴテングタケ**、**シロタマゴテングタケ**、**ドクツルタケ**の3種は、多くの死亡事故を起こしており、**「猛毒キノコ御三家」**と呼ばれています。

これらのキノコには、ファロトキシン類やアマトキシン類と呼ばれるペプチド系の猛毒が含まれています。

アマトキシン類の中の毒素であるα‐アマニチンは細胞内のタンパク質の合成を妨げて、細胞を壊死させます。α‐アマニチンのLD50値は約0・4㎎／㎏で、キノコ1本に10～12㎎のα‐アマニチンが含まれています。成人でも、2本食べたら命に危険があります。

誤ってこれらのキノコを食べても、症状はすぐには現れません。毒素はじわじわと時間をかけて吸収され、10時間ほどすると下痢やけいれんが始まり、しばらく小康状《しょうこう》態が続いたあと、数日後に肝不全や腎不全に陥り、重症の場合は1週間ほどで死に至ります。

とくにドクツルタケはその姿が純白の衣をまとった天使のように見えることから、欧米では「死の天使」の異名で呼ばれ、恐れられています。食用キノコのオオハラタケと似ているため、誤食で死亡する事故も少なくありません。

触れただけでも炎症！　山を下ってきた「カエンタケ」

このほかにも日本では、これまで山奥に自生していてほとんど目にする機会のなかった猛毒キノコの**カエンタケ**が、関西や北陸の山林で急増して比較的身近で見られるようになっていることが報告されています。

カエンタケは、その名のとおり、**鮮やかな赤色と燃え上がる炎のような姿**をしたキノコです。カビ毒であるマイコトキシンのひとつであるトリコテセン類という毒成分を含み、細胞のタンパク質の合成を阻害します。

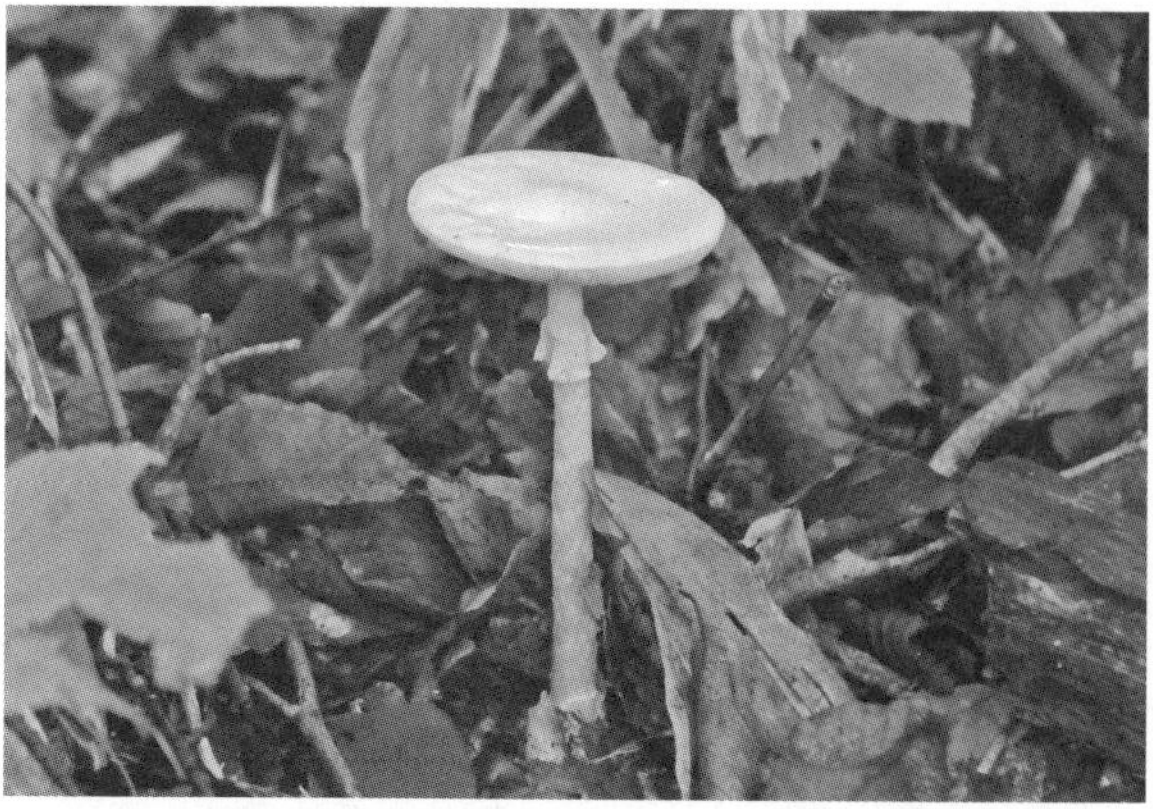

純白のドクツルタケは欧米で「死の天使」の異名を持つ

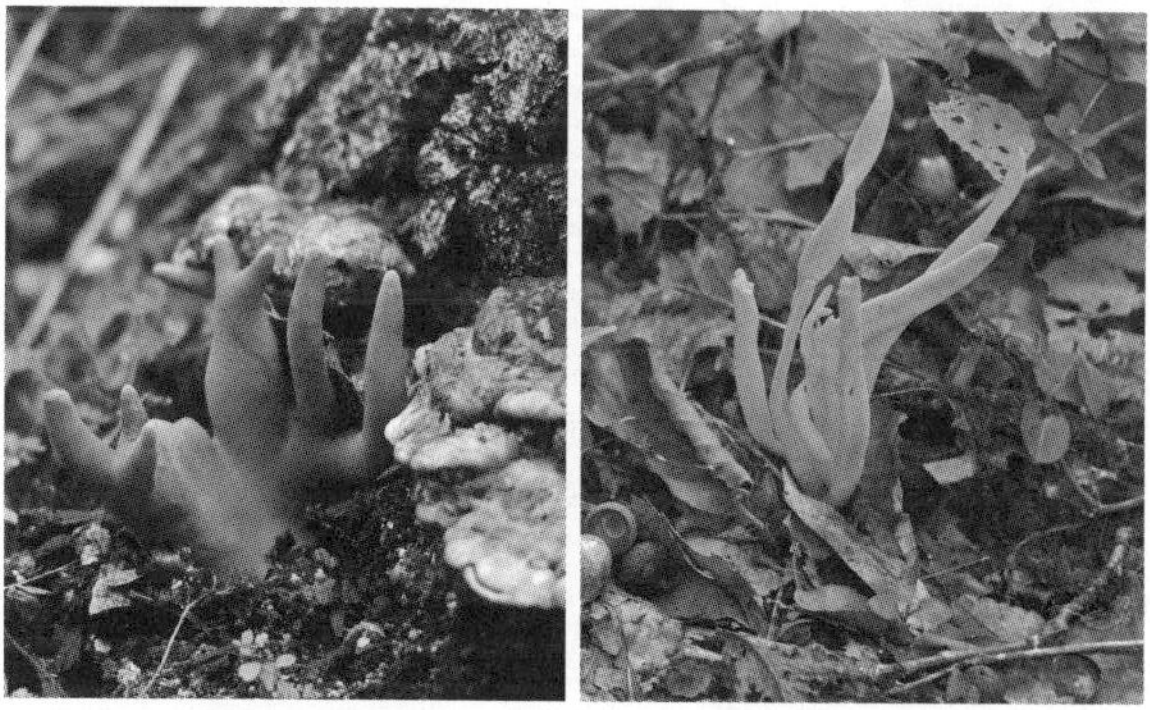

食用のベニナギナタタケ（右）に似ているため
誤食が絶えない猛毒のカエンタケ（左）

カエンタケは触れただけでも皮膚に炎症を起こし、口にした場合は10分ほどすると悪寒、腹痛、手足のしびれを覚え、続いて腎不全や肝不全、呼吸器不全、脳障害などの症状を起こして死に至ります。

これほどの猛毒でありながら、外見が食用キノコのベニナギナタタケに似ているために誤って食べてしまい、死亡する事故も起きています。

カエンタケが発生しやすいのは「ナラ枯れ」が起きている森林だといわれています。ナラ枯れとは、森林病害虫の「カシノナガキクイムシ」が媒介する病原菌の「ナラ菌」に冒された木が枯れてしまう木の伝染病で、全国的にその被害が広がっています。

そのターゲットはクヌギ、コナラ、ミズナラなど主にブナ科の植物で、カエンタケはその腐食した根元や株を菌床として繁殖します。近年は、山林だけでなく、都会の公園でも見つかっているので注意が必要です。

THE 毒キノコ――ベニテングタケ

なにも見ずに毒キノコの絵を描いてみなさい、といわれたら、みなさんはどんな絵を描くでしょう。おそらく多くの人は、赤い傘に白いいぼいぼのあるキノコの絵を描くのではないでしょうか。

それは、古くは童話やおとぎ話、最近であれば「スーパーマリオ」に出てくるキノコのイメージです。このイメージのもととなっているのが**ベニテングタケ**です。ベニテングタケは猛毒のものが多いテングタケの仲間です。

いかにも毒々しい外見ですが、意外なことに猛毒キノコ御三家（127ページ参照）に含まれているペプチド系の猛毒を含んでいません。ですから1本食べたくらいでは致命的な重篤症状は起こしませんが、腹痛や嘔吐といった消化器系の症状に加えて、**錯乱や幻覚などの神経症状**を引き起こすことで知られています。

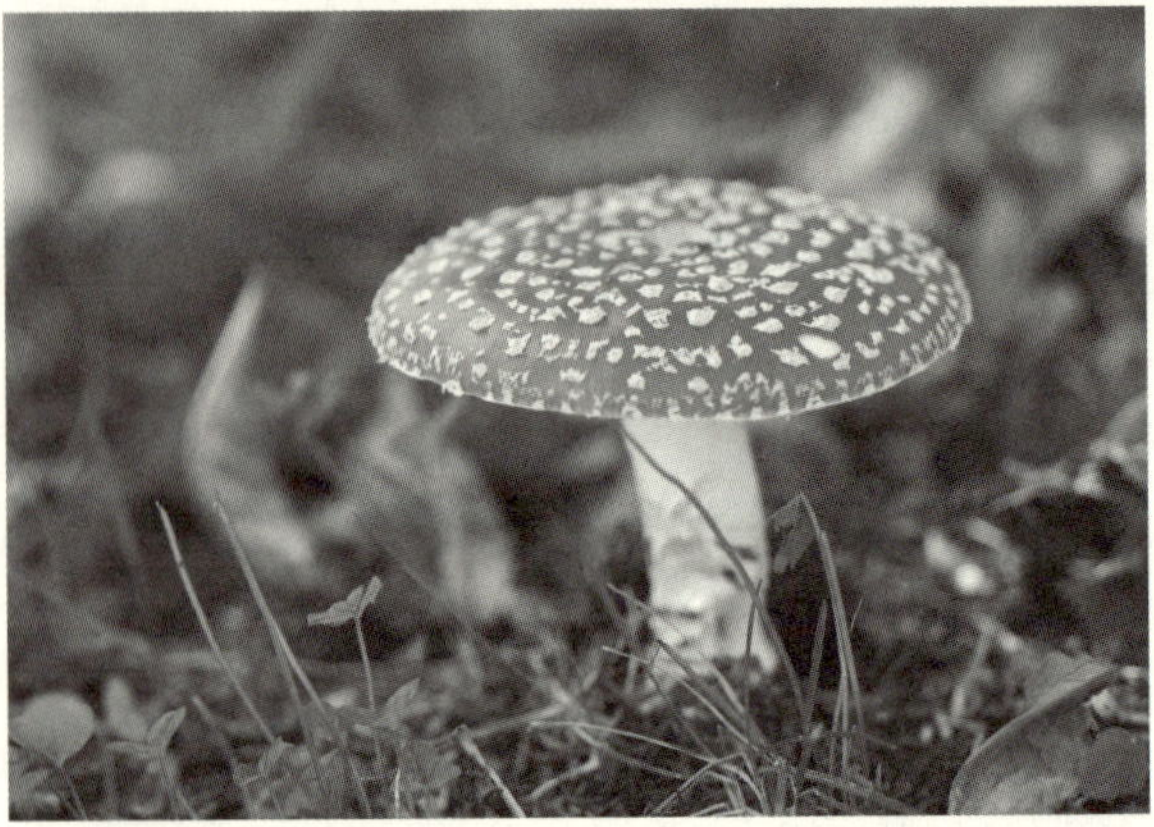

幻覚作用で知られる「毒キノコの代表格」ベニテングタケ

独特の幻覚作用があるため、古代から世界各地で宗教的な儀式などに用いられてきました。このキノコを食べたシャーマンの見た幻覚が、宗教的な世界と結びつけられたのです。

幻覚を引き起こす原因とされているのは、アミノ酸の一種であるイボテン酸が分解してできた「ムシモール」であるとされています。

ムシモールは、γ《ガンマ》・アミノ酪酸（GABA《ギャバ》）と呼ばれる神経伝達物質と構造が似ているため、GABAの受容体と結びついてしまいます。このためGABAによる神経伝達が抑制され、それが脳の活動を鈍らせて幻覚や陶酔を生み出すと考えられていま

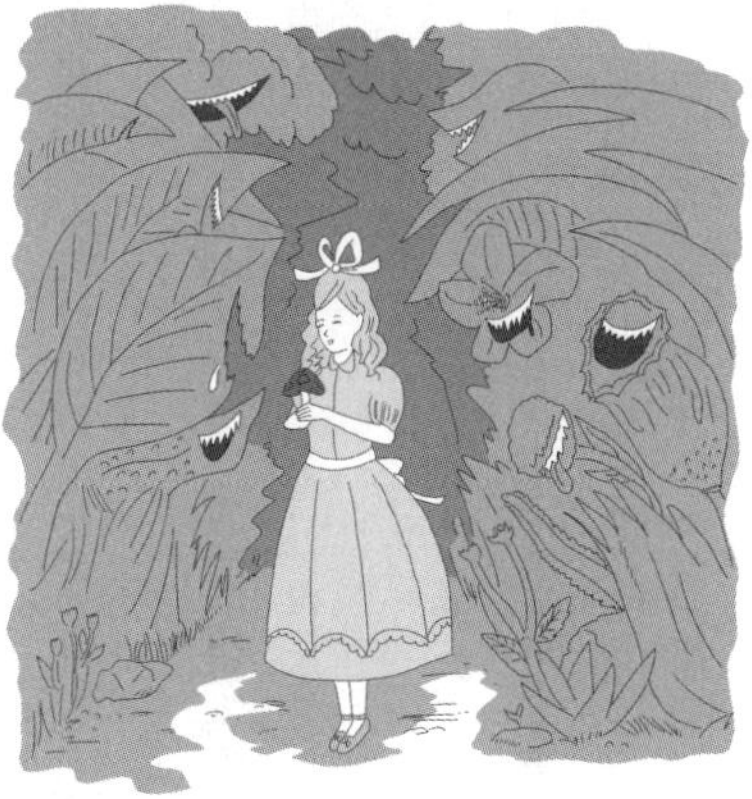

『不思議の国のアリス』にも幻覚体験のモチーフが…

す。

『不思議の国のアリス』には、芋虫にすすめられてキノコをかじったアリスが、大きくなったり小さくなったりを繰り返すシーンが描かれています。これはキノコによる幻覚体験をモチーフにしたともいわれています。

神との対話？ 宗教的儀礼に用いられたキノコとは？

ほかにも幻覚を引き起こすキノコに、**マジックマッシュルーム**と呼ばれるものがあります。これはワライタケ、ヒカゲシビレタケ、アイゾメシバフタケなどの総称で、南米の原住民の間では宗教的な儀礼に用いられていました。

　マジックマッシュルームには、サイロシビンやシロシンと呼ばれる成分が含まれています。サイロシビンは神経伝達物質のセロトニンと似た構造を持っているため、その受容体と結びついて神経の伝達を阻害します。幻覚が生み出されるのはそのためだといわれています。

　これらのキノコは、以前は規制の対象ではありませんでしたが、乱用による中毒や事故が続いたこともあり、日本では**２００２年から麻薬原料植物として規制の対象**になっています。

　一方、アメリカではマジックマッシュルームの所持や販売を合法化・非犯罪化している州もあります。オーストラリア、バハマ、ジャマイカ、ブラジルなど一部の国々でも合法化されています。

　それは、マジックマッシュルームの成分のひとつであるサイロシビンに、心的外傷後ストレス障害（ＰＴＳＤ）やうつ病の治療に有効な可能性があることへの研究が進んだこととも関係があるといわれています。

Column

免疫反応とアレルギー

人間の体には、体内に侵入してくる異物を排除しようとする「免疫」という仕組みがあります。これは細菌やウイルスなど有害なものが侵入してきたときに、排除しようとする反応です。

ところが、本来、無害なものでも、特定の物質に対して、過剰な反応を引き起こすことがあります。これが「アレルギー反応」です。

アレルギーの原因物質を「アレルゲン」といいます。アレルゲンには、花粉やハウスダストなどのほかにも、卵、小麦、そば、エビやカニなどの食品、化粧品やペットの毛など、その種類は多岐にわたります。

現代社会でアレルギーに悩む人の数が増加している理由として、スギ林が増えたことによるスギ花粉の増加や、住環境が気密化したためにアレルゲンにさらされる機会が増えたことなどが考えられます。

一方で、衛生環境のよさが関係しているという意見もあります。

昔のようにつねに雑菌にさらされていた環境では、免疫系が「これは無害、これは有害」と学習する機会が豊富にありました。しかし、そうした機会が減ったことで免疫系が学習できず、それが過剰なアレルギー反応の増加につながっているというのです。

アレルギーの増加は現代社会のあり方を反映しているのかもしれません。

4章

麻薬——人間性を破壊する毒

——その「陶酔感」と「依存性」の謎

麻薬は毒の中でも、とくに人間の精神に強い作用を及ぼす物質です。その妖しい魅力に惹かれて、人間は古代から麻薬を作り、使用してきました。現在では、国際条約によりほとんどの国で麻薬の使用や所持は法的に禁じられています。モルヒネのように使い方によっては医学的に役立つものもありますが、麻薬の娯楽的使用には中毒や依存症といった大きな危険が伴います。麻薬の種類とメカニズムを通して、麻薬がなぜ危険なのかを学んでいきましょう。

その「誘惑の強さ」が危険な毒

「麻薬」（依存性薬物）には大麻やヘロイン、覚醒剤《かくせいざい》、LSD、MDMAといろいろありますが、法律で禁止され、身近なものでないだけに、どれがどのような作用をするかわからないという人がほとんどでしょう。

これらに共通するのは、いずれも**中枢神経を麻痺させ、強い陶酔感や鎮静作用があり、依存性を生じさせる性質**を持つ薬物であるという点です。

しかし、一口に麻薬といっても、取り締まる法律は種類によって違います。法律では、大麻、ヘロインやコカイン、LSDやMDMAは「麻薬及び向精神薬取締法」によって、覚醒剤は「覚醒剤取締法」によって取り締まられています。これらに加え、危険ドラッグと呼ばれるものは指定薬物として「薬機法」で取り締まられるなど、一般の人にはますますわかりづらいものとなっています。
本章ではこれらを「毒」として扱います。

「コントロール不能な快楽状態」が生まれる仕組み

ほかの毒と違って麻薬の成分が陶酔や鎮静をもたらすのは、感情や心を司るドーパミン、ノルアドレナリン、セロトニン、γ-アミノ酪酸などの神経伝達物質と似た構造を持っているからです。

「ドーパミン」は快感物質ともいわれ、脳神経が刺激されることによって分泌されます。「ノルアドレナリン」は恐怖や驚きを感じたときに分泌され、ストレスを軽減する役割を果たしています。「セロトニン」はこのノルアドレナリンの働きを抑制し、感情の安定を図っています。

このような神経伝達物質のバランスのうえに、われわれの精神活動は成り立っています。

ところが、麻薬が体内に入ると、そのバランスが崩れてしまいます。本来ならば、

一般的な麻薬（依存性薬物）の種類

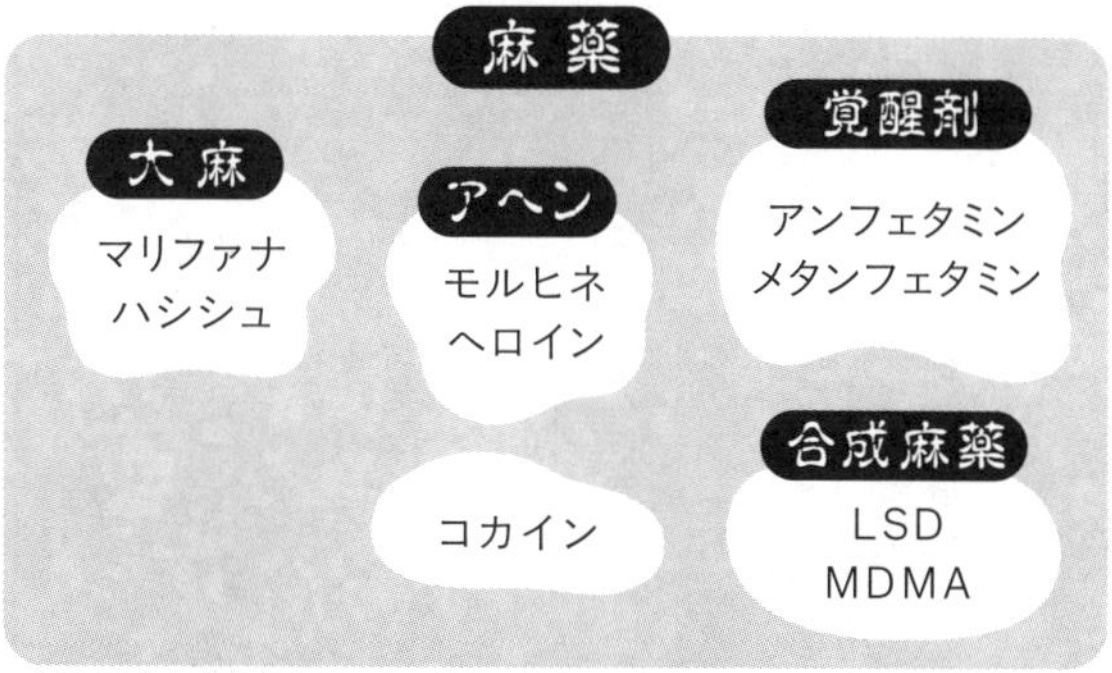

※さまざまな向精神作用のある薬物を総称して麻薬と呼ぶが、一般的に認識されている分け方と法律上の分類は異なる。

刺激を受けてシナプスにドーパミンが放出されても、受容体に結合しなかったものは再び神経終末へ取り込まれるので、快感はコントロールされています。

ところが、覚醒剤やコカインはこの取り込みを阻害してしまうため、シナプスに過剰なドーパミンがあふれて**コントロール不能な快楽状態**ができてしまうのです。

さらに恐ろしいのは依存症で、麻薬を使用しているうちに、使用者がその快感がない状態に耐えられなくなり、精神的にも身体的にもつねに麻薬を欲するような状態が作られてしまうことです。これを精神依存、身体依存といいます。

アヘン、モルヒネ
――ケシから採れる医薬品と麻薬

アヘンとは、未熟のケシの実を傷つけ、そこからしみ出す乳白色の樹液を乾燥させて作られた麻薬です。

ヨーロッパでは、麻酔や鎮痛のための薬として用いられていましたが、近代になると中国や東南アジアで快感を得るために喫煙する人々が増え、大きな社会問題になりました。

19世紀半ばにはアヘンの輸出で莫大な利益を上げていたイギリスと、そのアヘンのために大量の中毒者を抱えていた中国との間に戦争が起こります。これが世界で初めて麻薬をめぐって起きた戦争「アヘン戦争」です。

アヘンには**モルヒネ**をはじめ、コデイン、パパベリン、ノスカピンなど40種類もの

「アルカロイド」が含まれています。

とくにアヘンに約10％も含まれているモルヒネには、強い鎮痛作用があるほか、さらに快感を司る神経を刺激して快感物質のドーパミンを分泌し、陶酔感や多幸感を促す作用があります。その快感を一度覚えると、体が快感状態を頻繁《ひんぱん》に求めるようになり依存症を引き起こすことから、世界中で麻薬として取り締まられています。

アヘンから抽出されたモルヒネは、健常者が用いれば中毒に陥りますが、痛みがある人が用いると、脳内の快感を引き起こす働きが弱まり、ドーパミンの分泌が減るために中毒にならないことがわかっています。

そのため、現代では末期ガンなどの痛みをやわらげるためになくてはならない医薬品となっています。

ヘロインの恐ろしすぎる「禁断症状」

あらゆる麻薬の中でもっとも中毒や依存が激しいことで知られる**ヘロイン**は、モルヒネから精製されたものです。

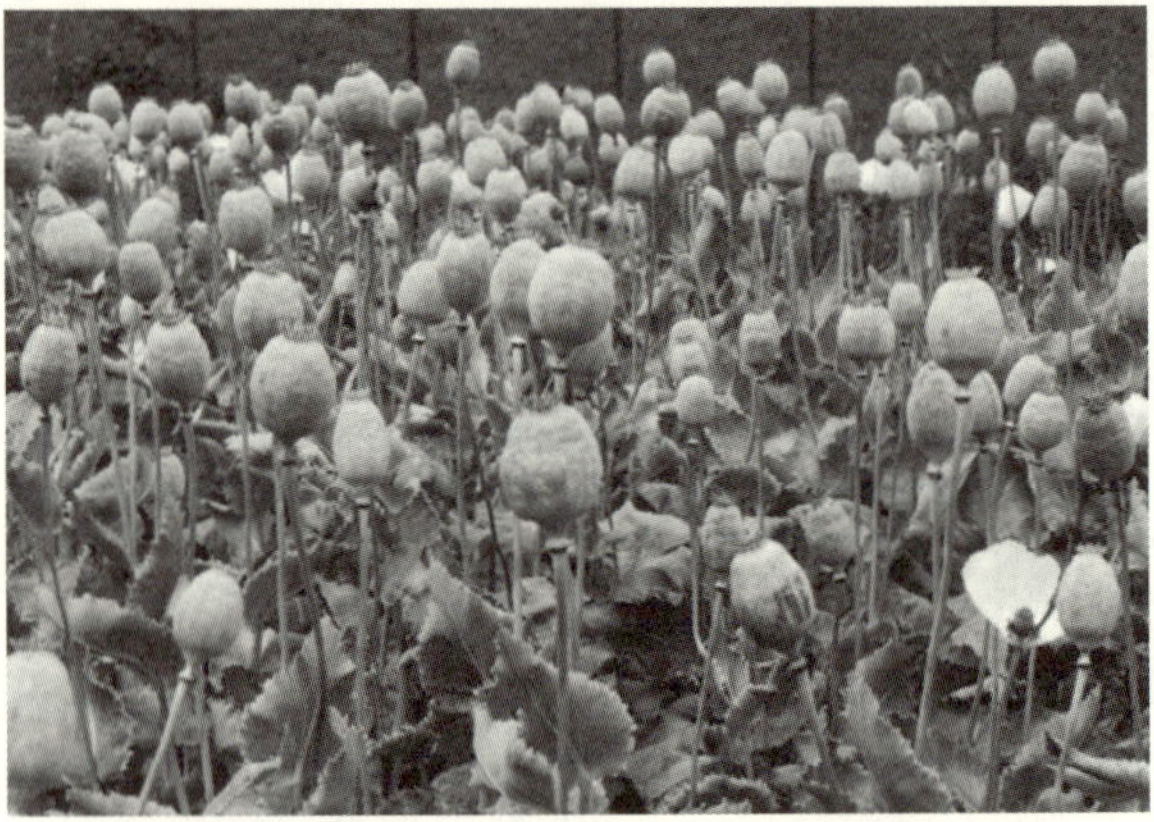

ケシの実から採れる麻薬の快感に人類は惑溺してきた

モルヒネが血液脳関門（28ページ参照）を約2％しか通過しないのに対して、ヘロインの通過率は約65％に達します。また、ヘロインはモルヒネに比べて依存に陥る率は3倍も高くなります。

ヘロイン依存に陥ると、体内からヘロインがなくなると激痛を覚えたり、体中に虫がはい回る感覚があるなどの特有の**禁断症状**（退薬症候）が現れます。

ヘロイン製造や販売は世界的に厳しく禁じられていますが、末端価格が1g2万～5万円といわれ、高値で取引されることから、密輸事件が頻繁に起こっています。

大麻——葉はマリファナに、樹脂はハシシュになる

新聞やテレビで、マンションの一室で栽培されていた**大麻**が摘発されたといったニュースを耳にすることがあります。日本の法律では、飼料用などに大麻の種を所持することは違法ではありませんが、**発芽させると犯罪になります**。日本での大麻の所持や使用による年間の検挙者数は5783人（2021年）にのぼります。

大麻は、衣類や袋などにも使われるアサ科の一年草で、その葉を乾燥させたものが「マリファナ」、雌花の花穂を固めて樹脂化したものが「ハシシュ」と呼ばれます。

その歴史は古く、古代ローマでは鎮静作用のある医薬品として、中東やアラビアではその煙をタバコのように吸って陶酔感に浸るための嗜好品として使われてきました。

大麻に含まれている幻覚作用を引き起こす成分は、アルカロイドではなく、「テトラヒドロカンナビノール」（THC）と呼ばれる化学物質です。THCは海馬や小脳

に作用して、リラックス感や多幸感、陶酔感、感覚の鋭敏化などを引き起こします。

このため19世紀までは、ヨーロッパでは大麻は不安を緩和したり、頭をすっきりさせたりする薬として処方されていました。

なぜ「大麻の有害性」の解釈は国によって異なる?

ところが、20世紀になると大麻使用の危険性が唱えられ始め、アメリカやヨーロッパでは医療目的以外での使用を禁じるようになりました。その一方で、大麻には覚醒剤やヘロインとは違って体に対する害や依存性が少ないという理由から、オランダやドイツ、カナダやアメリカのように条件つきで合法化している国(州)もあります。

大麻が有害かどうかについては、いまだに議論が続いています。たしかにタバコやアルコールに比べると、大麻の毒性は低く、急性中毒による死亡はまずないといわれています。また依存症も引き起こしにくいという報告もあります。

しかし、大麻の主要成分のTHCをラットに投与すると攻撃行動が誘発されるという実験結果や、大麻の過剰摂取で恐怖や不安感が増す、「バッドトリップ」と呼ばれる現象が起きるという事例もあり、大麻精神病と呼ばれて危惧《きぐ》されています。

大麻が有害かどうかは、その科学的性質だけではなく、それが暴力団など反社会的勢力の資金源になっているかどうかという社会的問題もかかわっています。ある物質が麻薬かどうかを判断するのは、薬理作用だけでなく法的な問題（法律で取り締まりの対象とされるかどうか）もかかわっています。

大麻を扱う法律は「**大麻取締法**」でしたが、「麻薬及び向精神薬取締法」の麻薬として扱うことになりました。また、これまで大麻から製造された医薬品の使用が禁止されていましたが、近年医療用大麻の研究や普及が進んだことを受け、2024年12月からTHCを含んだ医薬品の管理・流通・使用ができるよう法改正がなされました。

法律にのっとった手続きをとれば、大麻を医療用に製造したり、使ったりすることが可能になったのです。

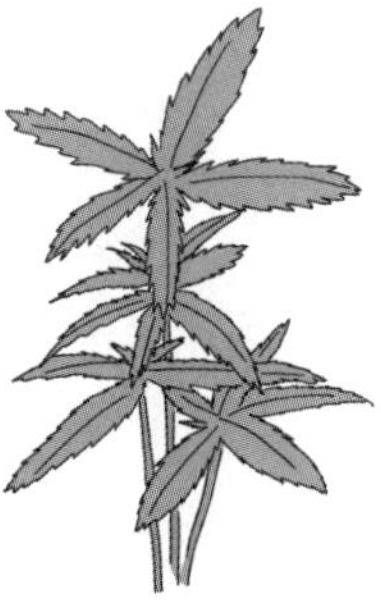

コカイン——アンデス文化では常飲するコカ茶

シャーロック・ホームズといえば、イギリスの推理小説に出てくる名探偵として知らない人はいないでしょう。しかし、そのホームズが**コカイン**の愛用者という設定だったのはご存じでしょうか。

ホームズの活躍の舞台となった19世紀のイギリスでは、コカインは気分を爽快にする作用があり、依存症を起こさない比較的安全な嗜好品のひとつと考えられていました。

しかし、いまではコカインは非常に強い薬物依存症を引き起こす危険な麻薬であることがわかっています。

ヘロイン同様、その精神症状は激しく、幻覚や幻聴にさいなまれ、虫が皮膚をはい回る感覚に悩まされたり、実際には存在しない虫を殺そうとして、体にナイフを刺す

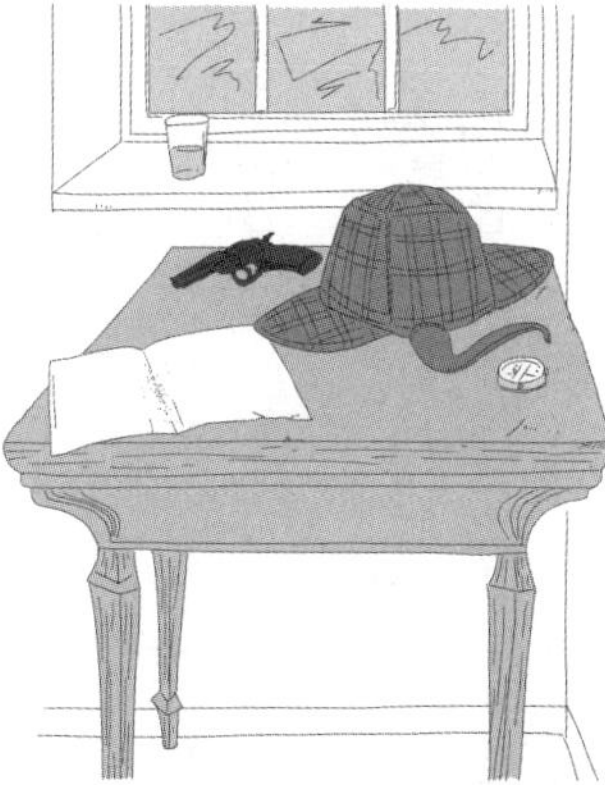

名探偵シャーロック・ホームズはコカインで
頭をすっきりさせ事件を解決へと導いていた――?

ことさえあります。また、妊娠している女性が摂取すると、胎児の脳や心臓に障害を与えたり、奇形を生じる可能性も指摘されています。

即効性と強烈な作用 ――クラック・コカイン

コカインは、南米原産のコカの木の葉から抽出されたアルカロイドで、摂取すると中枢神経が興奮して、気分が爽快になり、一時的に疲労が回復した気分になったり、空腹感を忘れさせたりする作用があります。このためアンデスの人々は、仕事中にコカの葉を噛《か》んだり、コカの葉を煎じたコカ茶を飲む習慣があります。ただし、コカの葉にはコカインのような依存性はありません。

また、コカインに重曹を加えて化学的処理を施し、焙《あぶ》って吸引できるようにしたものは、クラック（クラック・コカイン）と呼ばれ、普通のコカインよりも即効性があって作用が強烈なことで知られています。

クラックの作用は5分から20分ほどしか持続せず、その後は強い不快感に襲われるため、依存に陥りやすく、世界でもっとも危険な麻薬のひとつといわれています。

現在もコカインは南米のコロンビア、ボリビア、ペルーで生産されています。コカ茶にしたり、医療用に生産されるものもありますが、ほとんどは麻薬として海外に密輸・密売され、反政府組織や犯罪組織の資金源になっています。

コカの栽培は貧しい農民にとっては格好の現金収入になるので、**貧困が拡大するとコカの木の栽培が広がる**といわれています。

ヒロポン、シャブ、スピードなどの俗称で出回る覚醒剤

厚生労働省によると、日本で乱用される薬物のトップは**覚醒剤**です。覚醒剤による検挙者は、全薬物乱用検挙者の半数以上を占めています。その数は平成時代には1万人を超えていました。令和になって徐々に減少傾向にあるとはいえますが、覚醒剤事件の再犯率は6割を超えていて、依然として深刻な問題です。

覚醒剤は、初めは漢方薬の「麻黄《まおう》」から得られる成分エフェドリンを合成して作っていましたが、現在ではフェニル酢酸やフェニルアセトンといった法的に規制されている覚醒剤原料から作られています。

また、覚醒剤と呼ばれる主な薬物にはアンフェタミンとメタンフェタミンがあります。かつてはヒロポンと呼ばれ、いまではシャブ、スピード、アイス、エスといった俗称で出回っています。ヒロポンとは、メタンフェタミンの商品名で、覚醒剤取締法

が施行される前は疲労や眠気を取る薬として販売されていました（現在も医療用医薬品として残っています）。

真の怖さは「一生消えない」フラッシュバック

コカインと同じく、覚醒剤は中枢神経を興奮させて、快感物質のドーパミンの分泌を促す作用があります。白色の粉末で、注射すると、覚醒剤の名のとおり眠気が覚めてすっきりし、疲労が取れる感覚があり、食欲がなくなります。

効き方はコカインほど急激ではありませんが、長時間にわたって作用が持続するといわれています。このため、試験勉強のために使う学生やダイエットのために使う若い女性など、覚醒剤の蔓延《まんえん》が社会問題になっています。

しかし、覚醒剤には本当に疲れや眠気を取る作用があるわけではなく、**一時的にそう感じさせているだけ**です。

そのため効力が切れると、激しい疲労感を覚え、そこから逃れるためにさらに覚醒剤を打つという悪循環に陥ります。連用するうちに耐性ができるため、量を増やさないと効きにくくなります。

慢性的な中毒症状に陥ると幻覚や妄想にさいなまれるようになり、効力が切れると覚醒剤を手に入れるために犯罪すらためらわないという精神状態になってしまいます。

また、たとえやめられても、**ストレスなどによって幻覚や妄想が甦《よみがえ》るフラッシュバック現象が起きる**ことでも知られています。

フラッシュバックは何年も経ってから起きることもあり、一生消えないともいわれています。一度覚醒剤をやめても、再び手を出してしまう人が多いのはそのためです。

覚醒剤の末端価格は2009年頃には1g9万円ほどでしたが、令和になって価格が下落傾向にあり、2024年では1g6万円ほどだといわれています。

これは2011年の暴力団排除条例の影響で、資金源に苦慮する暴力団が覚醒剤の取引量を増やして供給過多になったためといわれています。

2019年には、静岡県の下田沖で小型船舶から1トンにのぼる覚醒剤が見つかりました。この年の覚醒剤の押収量は約2・5トンと過去最高を記録しました。

カラフルな幻覚体験を引き起こすLSD

LSDは強烈な幻覚作用を引き起こす合成麻薬です。ビートルズをはじめ、1960年代の欧米の若者文化の中で、この麻薬の生み出す色鮮やかな幻覚は脚光を浴び、ヒッピー文化やカウンターカルチャーに大きな影響を与えました。今日でも大麻と同様、その不法な使用によって若者や芸能人の間に広まり、逮捕者が出ています。

ＬＳＤはもともとは麦角《ばっかく》（ライ麦にできるカビ）のアルカロイドの研究中に偶然生み出されました。

開発者であるスイスの化学者ホフマン博士は、この物質に強烈な陶酔感をもたらす効果があることをつきとめ、これを統合失調症の患者の脳のメカニズムを知るための向精神薬（中枢神経系に作用する薬物）として研究を進めました。ところが、ハーバード大学の心理学教授のティモシー・リアリーが、ＬＳＤには意識を覚醒させる作用があるとして肯定し、それが60年代のアメリカの若者の思想とマッチしたこともあり、彼らの間で急速に広がっていきました。

不安や恐怖にさいなまれる「バッドトリップ」も

ＬＳＤは神経伝達物質のセロトニンの働きを抑制します。

セロトニンは神経伝達物質のドーパミン（主に快楽にかかわる）やノルアドレナリン（主に恐怖にかかわる）などをコントロールして精神を安定させる作用のある物質です。セロトニンを抑制するＬＳＤがなぜ幻覚をもたらすのか、そのくわしいメカニズムはわかっていません。

ＬＳＤを服用すると、色彩に満ちたイメージや、音が映像となって見えるといった幻覚体験が数時間にわたって続きます。その幻覚に触発された、サイケデリックと呼ばれるアートや音楽が１９６０年代から70年代にかけて数多く生み出されました。

ＬＳＤは「精神の解放」をもたらすとして、多くのアーティストが服用しました。絵画では鮮やかで強烈な色彩、音楽では浮遊感あふれる音作りなどが試みられ、こう

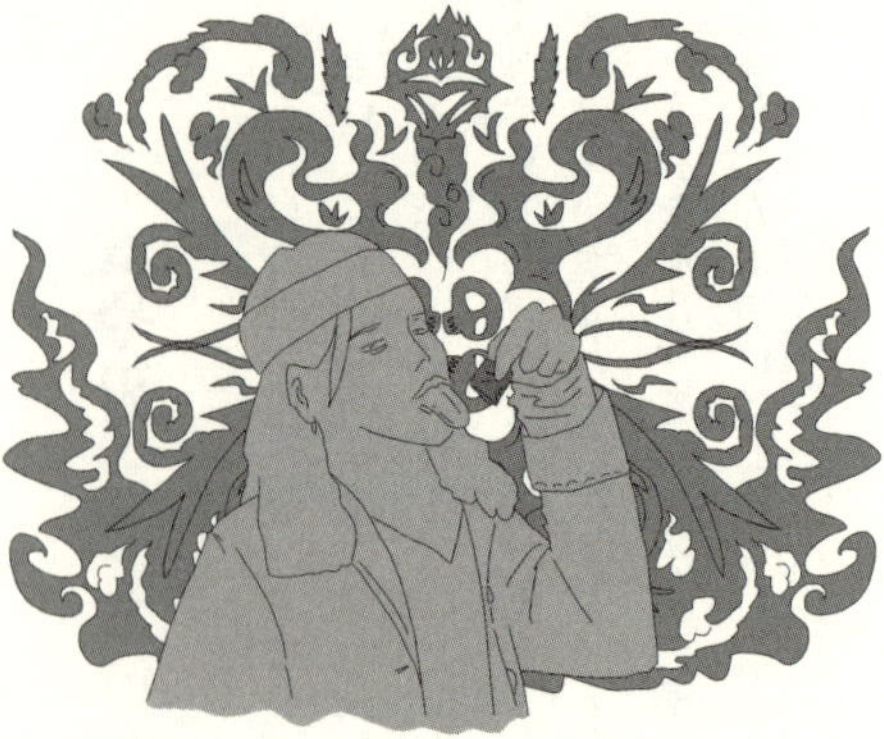

合成麻薬LSDは強烈な幻覚作用を生むが
「精神の解放」を求めて多くのアーティストが服用した

したサイケデリック・アートはいまも受け継がれています。

LSDにはヘロインやコカインのような中毒性はないといわれていますが、精神的に不安定な状態のときに服用すると不安や恐怖にさいなまれる「**バッドトリップ**」を経験したり、幻覚に惑わされて事故を起こしたりというケースもあります。現在では世界各国で合成麻薬と見なされ、販売や使用が禁止されていますが、実際にはかなりの数が闇ルートで出回っています。

LSDを一度に大量に服用すると、呼吸筋麻痺や脳血管障害を起こして死に至るケースもあるといわれています。

「エクスタシー」の別称で広まった合成麻薬MDMA

芸能人の使用でその名が広く知られるようになったMDMAは、別名「エクスタシー」とも呼ばれる合成麻薬です。

その錠剤は、カラフルでさまざまなデザインが施されており、一見するとサプリメントのようにファッショナブルな印象を受けます。しかし、その親しみやすいデザインや使いやすさ、気軽さから、安易に手を出しやすく、実際は過剰摂取によって死に至るケースも多い危険な薬物です。

「セックスの快感を高めるカジュアルな薬」として広がる

MDMAを摂取すると神経伝達物質のセロトニンの放出が促され、多幸感や陶酔感を覚えます。

このため1970年代から80年代にかけてのアメリカでは、MDMAは心的外傷後ストレス障害の治療に用いられていました。MDMAを投与した患者に、セラピストが誘導して過去のトラウマ体験を思い出させると、患者はそのつらい経験を受け入れられるようになると考えられていました。

その後、1980年頃からMDMAは気晴らしのために用いられるようになり、陶酔感やセックスの快感を高めるカジュアルな薬として音楽イベントなどを中心に若者の間に急速に広まっていきました。

LSDのように幻覚を引き起こすことはなく、多幸感や他者との一体感が増すといった精神状態を作り出すのが特徴です。

しかし、摂取すると不安にさいなまれたり、記憶障害や睡眠障害が起きたり、過剰摂取すると不整脈や急性腎不全、悪性高熱症などを起こして死亡するケースも多く、アメリカでは1985年に違法薬物に指定されました。

日本でも麻薬及び向精神薬取締法によって麻薬として規制されましたが、法の目をかいくぐり製造が続けられ、いまもレイヴと呼ばれるクラブイベントなどを通して広

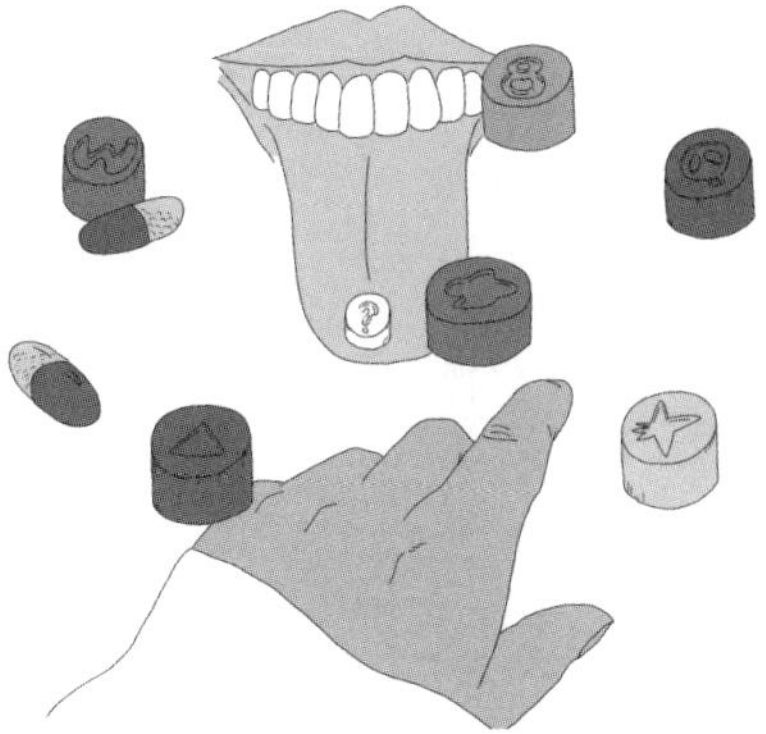

見た目はおしゃれなサプリメントのよう——
MDMAは過剰摂取で死亡するケースも多い

がり続けています。

MDMAは依存症を引き起こす性質があります。また、違法に製造されたものにはメスカリン、メタンフェタミン、ケタミン、カフェインといったほかの幻覚成分などが混入されている場合もあります。

クラブイベントなどではアルコールといっしょに服用するケースが多く、その神経毒性がさらに増幅されかねません。

また、MDMAをきっかけとして、さらに強い刺激を求めてコカインや覚醒剤などに手を出してしまう危険性もあります。

アルコールは「麻薬」？　それとも「百薬の長」？

アルコールは、法律的には麻薬ではありません。タバコと同じように嗜好品とされています。

しかし、脳内の神経伝達物質に作用して、酩酊《めいてい》や幻覚をもたらすという点や、その強い中毒性や依存性からも、麻薬に分類すべきであるという意見もあります。

一方で、昔から**「酒は百薬の長」**といわれ、合法とされてきました。

適度な酒は、血行をよくし、精神をリラックスさせる効果があります。

それは、アルコールが血液脳関門を通り抜けて中枢神経を麻痺させることと関係があります。では、どうしてそれが心地よさをもたらすのでしょう。

最近の研究によると、それはアルコールによって脳内麻薬の「β‐エンドルフィン」という快感物質が脳内に放出されるためだとされています。

β‐エンドルフィンは不安感を取り除き、高揚感を作り出す作用があります。これがいわゆる「ほろ酔い」です。

ところが、アルコールの量が多すぎると、β‐エンドルフィンは分泌されなくなります。こうなると高揚感は失われて理性や判断力の低下が目立つようになり、同じ話を繰り返したり、怒りっぽくなったりします（酩酊）。

さらにアルコールの量が増えると、体の動きを司る小脳の働きが侵されて、ろれつが回らなくなったり、まともに立てなくなったりします（泥酔）。それでもまだ飲み続けると、意識を失ったり、呼吸筋が麻痺したりして死亡する危険も出てきます（昏睡）。

薬物有害度ランキング、堂々の1位！

アルコールの毒性、つまりLD50値は8000mg／kgとされています。これはフグ毒のテトロドトキシン（LD50値＝0・01mg／kg）などの猛毒と比べるとかなり低いように思われますが、体重60kgの人ならビールの大びんで7本、ウイスキーではボトル1本で超えてしまう値です。大酒飲みであれば、フグにあたるよりも、急性アルコール中毒で死ぬ確率のほうがはるかに高いといえるでしょう。

イギリス政府の元主任薬物アドバイザーであったデビッド・ナット教授の研究チームは、さまざまな薬物についてその死亡率や依存度、精神への影響、社会的影響、家庭的影響などから有害度を割り出しました。

その結果、総合的にもっとも有害とされた物質の**第1位がアルコール**でした。ちなみに、**第2位はヘロイン**、**第3位がクラック・コカイン**、第4位がメタンフェタミン（覚醒剤）、第5位はコカイン、6位はタバコ、7位はアンフェタミン（覚醒剤）、8位は大麻、9位はγ-ヒドロキシ酪酸（麻酔薬）、10位はベンゾジアゼピン（睡眠薬、抗不安薬）と続いています。

違法な麻薬を差し置いてのトップですから、アルコールこそ地上最強の毒といえるかもしれません。ちなみに、酒と並ぶ大人の嗜好品タバコは第6位で、こちらもワースト10入りしています。

アルコールは少量を口にしたくらいでは麻薬のような幻覚作用はありません。

しかし、禁断の酒といわれた「アブサン」には幻覚作用があるといわれていました。アブサンはニガヨモギなどの薬草やハーブを原料としたリキュールです。

ニガヨモギに含まれるツヨンという成分には幻覚や麻痺の作用があることから、大量に飲むと幻覚が起きることがありました。フランスやスイスで製造され、アルコール度数は89%を超えるものもあります。

しかし、現在販売されているアブサンは成分の基準値を守って製造されているため、その心配はありません。

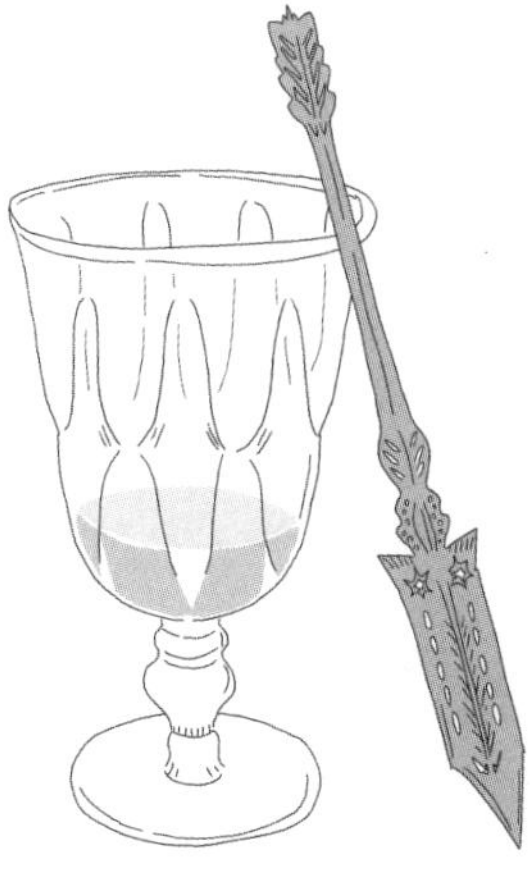

Column

「薬物依存症」のメカニズム

薬物のない状態に耐えられなくなった状態を**「薬物依存症」**といい、覚醒剤の場合、再犯率は60％にも及びます。なぜ、薬物使用者は依存症になりやすいのでしょう。

感動したり、爽快感を覚えたとき、脳内には快感物質といわれる「ドーパミン」が放出されますが、覚醒剤やコカインには、そのドーパミンを強制的に増加させる作用があります。覚醒剤などを連用していると、ドーパミンがあふれた状態が当たり前になってしまうので、脳は、ほかの神経伝達物質とのバランスをとるためにドーパミンの分泌を常時、抑制するようになります。

しかし、ドーパミンがあふれた状態は薬物によって作り出されたものなので、薬物が切れると、ドーパミンが極端に少ない状態になってしまいます。

このため薬物なしでは本来の神経伝達機能が果たせなくなり、イライラしたり、不安になったり、恐怖にかられたりという症状が現れます。その状態から逃れるために、また薬物を摂取するという繰り返しになり、依存症に陥ってしまうのです。

5章

微生物が生み出す毒

——人間にもっとも身近な細菌・ウイルスの恐ろしさ

私たちにとって、もっとも身近な毒は微生物の毒かもしれません。食中毒やインフルエンザを引き起こすのは、口や鼻から入ってきた細菌やウイルスだからです。実は私たちの体はつねに、さまざまな菌やウイルスにさらされています。しかし、免疫系のおかげで、少々の毒では発症しません。ところが、体力が低下して免疫系の働きが弱まると、これらの毒が猛威をふるいます。ここでは、その中でもとくに強力な微生物毒を紹介します。

食中毒
――もっとも身近な毒は食べ物に潜む細菌

毒による被害で、もっとも身近なものが「**食中毒**」です。

食中毒には、サルモネラ菌や腸炎ビブリオ（細菌）によるもの、ウイルスによるもの、キノコ毒やフグ毒などの天然毒によるものなどがありますが、もっとも多いのが**細菌**によるもので、全食中毒事故の約7割を占めています。

細菌によって引き起こされる食中毒には2種類あり、ひとつは細菌が腸管で増殖することによって起きる「**感染型**」です。このタイプにはサルモネラ菌や腸炎ビブリオなどがあります。

もうひとつは食品の中で細菌が毒素を放出し、これを食べたときに起きる「**毒素型**」で、ボツリヌス菌やブドウ球菌、O‐157（腸管出血性大腸菌）などです。

また、毒素型にも2つのタイプがあり、細菌が毒素を作り出して外に放出する「外毒素型」と、細菌自身が毒素である「内毒素型」があります。

外毒素型には、ボツリヌス菌、コレラ菌、黄色ブドウ球菌などがあり、内毒素型には、赤痢《せきり》菌やO‐157などがあります。

家畜の腸からやってくる「O‐157」

食中毒を引き起こすこれらの細菌の中でも、近年、とくに話題になる機会が多いのが**O‐157**です。

O‐157はもともと家畜の腸管にいて、その糞便が食品や水を汚染して人に感染します。

この菌が作り出す「ベロ毒素」にはきわめて強い毒性があります。この毒素が体内に入ると、赤血球や腎臓の尿細管細胞を破壊して溶血性尿毒症症候群を引き起こします。

自覚症状としては激しい腹痛や出血性の下痢などを起こし、重症の場合、合併症を

食中毒の分類

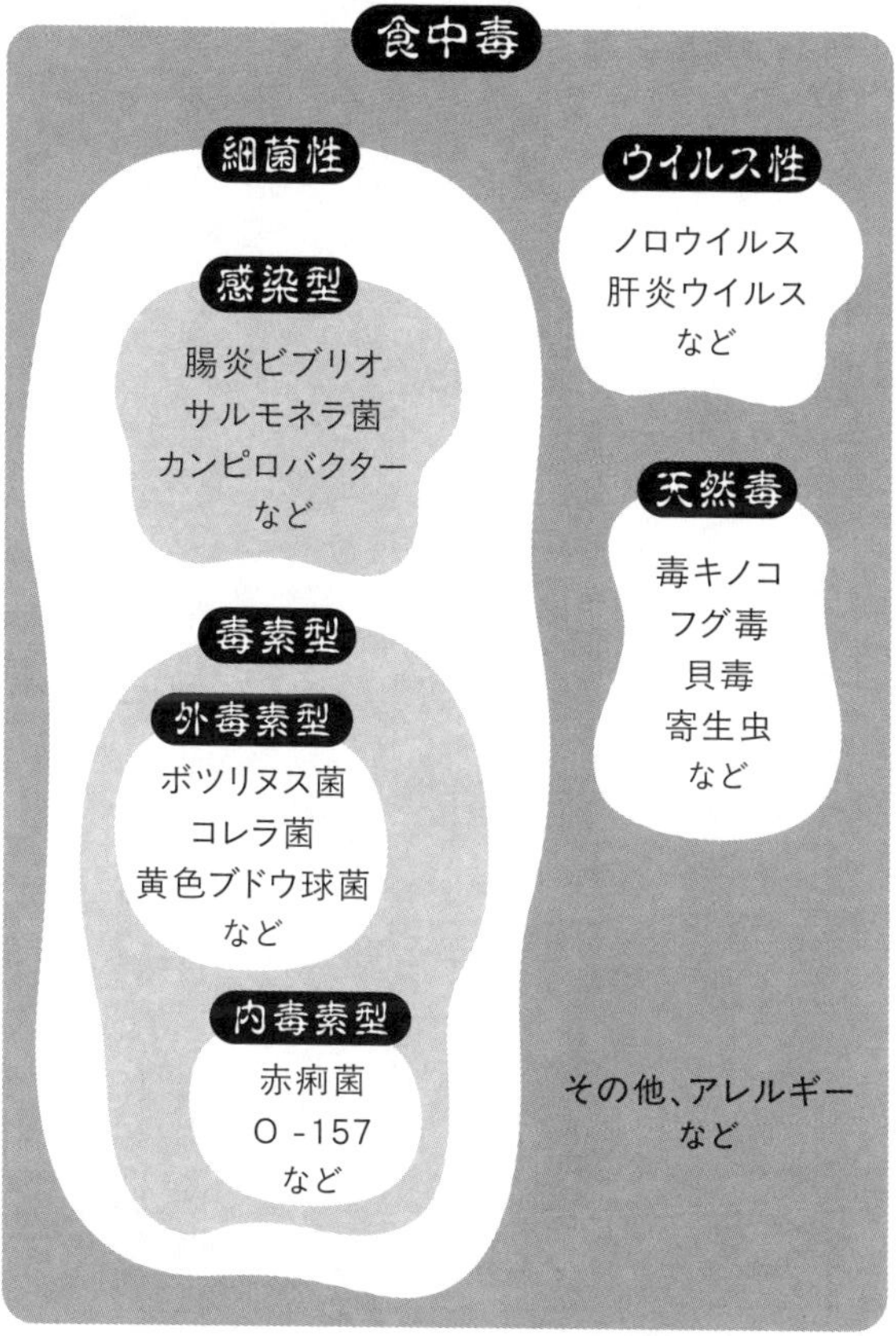
食中毒
細菌性
感染型
腸炎ビブリオ
サルモネラ菌
カンピロバクター
など
毒素型
外毒素型
ボツリヌス菌
コレラ菌
黄色ブドウ球菌
など
内毒素型
赤痢菌
O -157
など
ウイルス性
ノロウイルス
肝炎ウイルス
など
天然毒
毒キノコ
フグ毒
貝毒
寄生虫
など
その他、アレルギー
など

起こして死に至ることもあります。

ほかの食中毒の原因菌の場合、中毒を起こすには100万個以上の菌が必要なのに対して、O‐157は100個ほどでも発症し、感染力も強いため、発生した場合には二次感染の予防が不可欠です。

非常に危険なO‐157ですが、熱に弱いことが特徴です。

食品中のO‐157を死滅させるには、75度の温度で1分以上加熱することが効果的であるといわれています。まな板や包丁やふきんに付着していることもあるので、これらもこまめに熱湯消毒を行なうことが大切です。

真空を好む地上最強の毒――ボツリヌス菌

食中毒を引き起こす細菌の中で、**ボツリヌス菌**が産生する**ボツリヌス毒素は、地上に存在するあらゆる毒の中で最強**といわれています。

この毒素にはA型からG型まで7種類があり、人間に対して毒性を示すのはA、B、E、Fの4種類です。このうちA型のLD50値は0・000011㎎／㎏とされ、計算上では**1gで2000万人が死ぬ**ほどの強さです。

この菌は、酸素のない状態を好む嫌気性の細菌です。

土の中や海の中に「芽胞《がほう》（胞子）」の形で広く存在していて、びん詰めや缶詰め、真空パックのような密閉容器の内部や腸管の中など、酸素がなくて水分と栄養素がある環境に置かれると、増殖して毒素を作り始めます。

これまでに起こった中毒事故では、自家製の野菜や果物のびん詰め、魚のくん製のびん詰め、輸入キャビア、からしレンコンなどからの感染が報告されています。

ボツリヌス毒素は強い神経毒で、シナプスにおけるアセチルコリンの放出を妨げてしまいます。初めは食中毒特有の吐き気や下痢の症状が現れますが、重症になると、舌のもつれや視力障害、嚥下《えんげ》の困難などの神経症状が現れ、やがて手足の筋肉が麻痺して呼吸困難に陥り死亡します。

その致死率は細菌による食中毒の中ではもっとも高く、約30％から50％といわれています。日本でも１９８４年に、輸入物のからしレンコンを食べた36人のうち11人が死亡する事故が起きています。

１歳未満の乳児にハチミツを与えてはいけない理由

ボツリヌス毒素の「芽胞」は、熱や消毒薬に強く、完全に死滅させるには１００度の熱湯で６分以上の加熱が必要です。

よく育児書に、1歳未満の乳児にハチミツを与えてはならないと書かれていますが、これはハチミツにボツリヌス菌の芽胞が混入している場合があるからです。

成人であれば腸内細菌があるため、少量の芽胞が入り込んでも菌が発芽することはありません。しかし、乳幼児は腸内細菌が不十分なために、芽胞が発芽・増殖して、ボツリヌス菌中毒を発症する場合があるのです。

また、美容外科や皮膚科では、目尻の小じわを取るためにボツリヌス毒素から開発された「ボトックス」という薬剤が使われています。表情筋を弛緩させ、しわをできにくくするというものです。

ただし効果は3、4カ月ほどで、副作用も報告されており、試してみたい方は十分情報を集めることを勧めます。

ペニシリン大躍進の陰ではびこる危険なカビ

湿気の多い日本では、**カビ**は身近な存在です。住まいや食べ物に生えるのはけっしてありがたいものではありませんが、日本人はカビと上手に付き合って、酒や味噌、しょう油などの**発酵食品**を生み出しました。

西洋でも、これを巧みに用いて、チーズのような発酵乳製品を生み出しました。

こうした人類とカビとの付き合いの中で、20世紀最大の成果といえるのが「**ペニシリン**」の発見です。

イギリスの細菌学者フレミングがブドウ球菌の培養をしていたとき、培養シャーレにたまたま混入した青カビのまわりのブドウ球菌が死んでいるのを発見したのがきっかけでした。これで、フレミングは青カビがブドウ球菌を溶かす物質を産生しているのに気づいたのです。細菌を破壊する作用を持つこの物質を、彼はペニシリンと名づけました。

ペニシリンは感染症の治療に革命を起こし、おかげで第二次世界大戦で負傷した兵士の多くが救われました。

ペニシリンのように細菌の増殖を抑制する作用のある物質を**抗生物質**といい、今日ではさまざまな種類が開発されています。抗生物質は細菌にとっては有害なものですが、人間の細胞には働きかけません。

輸入ナッツのカビは天然毒の中で「最強の発ガン性」

貴重な医薬品ペニシリンを生み出した一方で、カビは人間にとってきわめて危険な毒を生み出すことでも知られています。

そのひとつが「アフラトキシン」と呼ばれるカビ毒の一種です。アフラトキシンは重い肝臓障害を引き起こします。

中でも、アフラトキシンB1というタイプは、天然毒の中でももっとも強い発ガン性

主要なマイコトキシン(カビ毒)

名称	症状	検出された主な食品例
アフラトキシン	肝臓障害、肝臓ガン	ナッツ、穀類、香辛料
オクラトキシン	腎臓障害	穀類、豆類、果実
シトリニン	腎臓障害	穀類
デオキシニバレノール	消化器・免疫障害	穀類
ゼアラレノン	ホルモン異常	穀類、豆類
フモニシン	肝臓・腎臓障害	穀類(トウモロコシ)
パツリン	臓器出血	リンゴジュース

があり、肝臓ガンの原因物質と見られています。

日本にはアフラトキシンB1を作り出すカビはいませんが、輸入ナッツやトウモロコシにはアフラトキシンB1に汚染されたものが見つかることもあり、厳しい規制値が設けられています。

そのほかにも、消化器・免疫障害を引き起こすデオキシニバレノール、腎臓障害を引き起こすオクラトキシンなど、カビはさまざまな毒を作り出します。

こうしたカビの産生する毒を総称して**「マイコトキシン」**と呼んでいます。

自然災害で広まる恐怖――破傷風菌

破傷風《はしょうふう》は、破傷風菌が産生する毒素テタノスパスミンが引き起こす感染症です。かつては罹患《りかん》したら必ず死ぬといわれた恐ろしい病気でした。

破傷風菌は土の中に普通に存在していて、古釘《ふるくぎ》を踏みぬいたり、岩で足を切ったりすることがきっかけで体内に入り、増殖してテタノスパスミンを放出します。

この毒は地上最強の毒といわれるボツリヌス菌に次ぐランクに位置づけられていま す。ＬＤ50値は０・０００００２mg／kgとされ、**１gで１０００万人を殺せる**計算になります。

テタノスパスミンは、通常の神経伝達の流れとは逆に神経の終末から脊髄へ向かって移動し、運動を司る神経細胞を興奮させます。このため体が突っ張るような激しいけいれんを引き起こし、最後は呼吸困難となり死亡します。

けいれんの激しさのあまり口が開かなくなることから、英語では破傷風を**「ロックジョー（Lockjaw：鍵のかかった顎《あご》）」**と呼ぶことがあります。

けがをしたあとの「兆候」には要注意

1950年には、日本の破傷風患者数1915人のうち死亡者数は1558人と、その死亡率は80％を超えていました。

その後、三種混合ワクチンの予防接種の普及のおかげで患者数は激減しました。発症後も適切な治療をすれば死ぬことはありません。

世界全体で見ても、破傷風による死亡者数は減っていますが、洪水や地震など天災が起きると発生が懸念されます。

2004年12月に起きたスマトラ島沖地震のあとにも、被災地では破傷風の感染が広がりました。2011年3月11日に発生した東日本大震災では、震災後の1年間で岩手県と宮城県で10例の破傷風患者が出たことがわかっています。

破傷風菌はきわめて強靭《きょうじん》で、土の中にいるときは「芽胞」という、いわば種の状態で存在します。芽胞は沸騰した湯の中でも15分以上生き続けることができ、通常の消毒薬ではびくともしません。

破傷風患者数は減っていますが、破傷風菌そのものが減っているわけではないので、10年に1度は追加のワクチン接種を受けて免疫を持続させておくことが必要です。

破傷風菌は、けがをした箇所などから侵入しますので、けがをしてから3週間以内に、「食べ物をよくこぼす・飲み込みにくい」「舌がもつれる・口が開きにくい」「体がだるい・全身の違和感」「首・四肢のけいれんやこわばり」などの兆候が見られたら要注意です。

ウイルスと細菌はどう違う?

秋から冬にかけて、「インフルエンザウイルス」や「ノロウイルス」をめぐるニュースをよく耳にします。

ウイルスは体の中に入ると増殖して感染症を引き起こします。それは一見、病原菌と同じようなふるまいに見えますが、**実はウイルスは「生物」ではありません。**

生物とは、細胞を持っていて、代謝(食べたり、呼吸したり)を行ない、遺伝情報に従って自分を複製することができる存在です。

細菌はこれらの条件を満たしていますが、ウイルスは遺伝情報を持ってはいるものの細胞組織を持たず、代謝も行ないません。つまり、生きているとはいえないのです。

それでもウイルスが増殖できるのは、人などの体内で細胞の中に入り込み、自分のコピーを作らせるからです。

細菌が毒になるのは、それが毒素を放出して正常な細胞を破壊していくからです。しかし、ウイルスの場合は、正常な細胞をだまして自分のコピーを作るのに利用します。

細胞内がウイルスのコピーでいっぱいになると、その細胞は破壊され、放出されたウイルスがまた、まわりの新しい細胞に侵入していきます。このようにして細胞の破壊が繰り返されることで、さまざまな疾病《しっぺい》を発症します。

ウイルスには抗生物質が効かない！

細菌とウイルスの違いは、ほかにもあります。

細菌にとって正常な細胞は、自分がそこから栄養を摂るための手段です。ですから、たとえ細胞が死んでいても細菌にとっては問題ありません。しかし、自力で増えることのできないウイルスにとっては、細胞は自分を複製するための手段なので、死んだ細胞は利用できません。

また、細菌で発症する病気には、O‐157や破傷風、結核、敗血症、外耳炎などがあり、これらに対して私たちは「抗生物質」を摂取して対応しています。しかし、**細菌には効果のある抗生物質も、ウイルスには効きません**。

抗生物質は細菌の代謝機能を妨げることで、その増殖を阻止する作用を持っています。一方のウイルスは代謝をしないので、抗生物質が働きかけることができないのです。


ウイルスで発症する病気には、風邪やインフルエンザ、麻疹《はしか》などがあります。感染を防ぐには、まずは予防が大切です。風邪やインフルエンザのウイルスであれば、手洗いをしたり、マスクやうがいをして侵入を防ぎます。たとえ、ウイルスが体の中に侵入しても、通常はわれわれの体に備わっている「免疫」という防御システムが、ウイルスの攻撃を抑えています。

ワクチンを接種するのは、この免疫の働きをさらに強化するためです。

ウイルスは自分のコピーを繰り返すうちに遺伝情報を担うRNAの配列に小さなミスを起こして、ウイルス自体の性質を変化させます。これが「変異株」と呼ばれるものです。

2019年から世界的規模で感染拡大した新型コロナウイルスは、一時期ほどの勢いはなくなったとはいえ、収束したわけではありません。それは感染拡大の過程で「スパイクタンパク質」という遺伝情報に変異を起こすことが一因です。

変異株はそれ以前のウイルスよりも感染力が高まるケースがあります。もともと新型コロナウイルスは新しいウイルスであり、ワクチンや抗ウイルス薬の開発にかけられる時間が限られていたうえ、変異株へのフォローが追いつかず、感染の十分な制御が難しいのが現状です。

Column

プラスチックを食べる微生物

近年、環境汚染をもたらす原因物質のひとつとして問題視されているのがマイクロプラスチックです。

マイクロプラスチックとは、廃棄物処理の過程で環境に排出されてしまった直径5ミリ以下の微細なプラスチック粒子のことです。マイクロプラスチックは、河川や海に流れ込んで魚貝類の体内に取り込まれたり、細かい繊維になって空気中に浮遊していたりします。

最近では、海中を漂流している間に、マイクロプラスチックがダイオキシンやPCB（ポリ塩化ビフェニル）などの有害科学物質を吸着する性質があることもわかってきました。

そのため、海産物を食べてマイクロプラスチックが人間の体内に取り込まれると健康に悪影響をもたらす可能性が指摘されています。

マイクロプラスチックは分解・排出されにくい物質です。オランダの研究者チームの2022年の調査によると、22人の健康な成人男性の血液を採取したところ、17人からマイクロプラスチックが検出されたといいます。

その害については現時点ではまだはっきりとわかっていませんが、マイクロプラスチックの排出量は世界的に増加しています。今後、長期にわたって人体に大量に蓄積されることで健康被害が起きる可能性には警戒が必要です。

一方で、興味深い研究も進んでいます。2016年に大阪府堺市のリサイクル施設で採取された試料から、ペットボトルの原料であるポリエチレンテレフタラート（PET）を食べる微生物が発見されました。自然界では分解されるのに数百年かかるといわれるPETを、この微生物は数日で分解し始めるといいます。

堺市にちなんでイデオネラ・サカイエンシスと名付けられたこの微生物は、PETを分解する酵素を分泌して、そこから栄養を取り出し、エネルギーに転換します。

プラスチックを分解する酵素は近年、ほかにも多数発見されています。プラスチック汚染が深刻な地域ほど、酵素の量や種類も多いこともわかっています。プラスチック廃棄物の蔓延という環境変化に対処するために、微生物みずからも適応進化してきたのです。

現時点では、微生物を大規模なプラスチックによる環境汚染の歯止めとして実用化するには、多くの課題があります。しかし、遺伝子操作によって、プラスチック分解酵素を持った微生物を作り出そうという試みも行なわれており、今後の成果が期待されます。

6章

鉱物毒と人が作り出した毒

——「医薬品への転化」が難しいのはなぜ?

生物毒には、天敵や獲物を倒すために、相手の神経系に作用するといった明確な攻撃対象があります。しかし、無生物である鉱物の毒には、このような目的がないこともあって、その作用は神経から細胞、血管まで幅広く及びます。一方、化学兵器や農薬などは、特定のターゲットに作用するように工夫された人工毒です。安価でできる化学兵器には、テロに使われる危険がつねにつきまとっています。

水銀――錬金術師を魅了した魔法の金属

『不思議の国のアリス』には、奇妙なお茶会を開いているマッドハッター（いかれ帽子屋）というキャラクターが登場します。まともなことはほとんどしゃべらない人物ですが、これは19世紀当時、帽子屋は硝酸水銀を用いてフェルトを加工していたため、**水銀中毒による精神疾患が職業病だった**ことを表しているといわれています。

いまでこそ強い毒性があると知られている**水銀**ですが、かつては錬金術師を魅了した特別な金属でした。

水銀は常温では液体ですが、蒸発しやすく、また化学反応によって色や性質が変化するといった特徴を持つことから、これこそ黄金を生成する鍵を握る金属と考えられていました。かのニュートンも水銀を用いた錬金術実験を繰り返したあげく、水銀中毒にかかっています。ほかにも多くの錬金術師、科学者が水銀の持つ不思議な力に魅せられて中毒に陥りました。

奈良の大仏建立で水銀中毒者が大発生

水銀は体内に入ると、口や歯茎や歯を腐食し、下痢や嘔吐を引き起こし、重症になると中枢神経や腎機能を損ない、脳障害や腎不全になります。その作用は細胞、血液、神経のすべてにわたりますが、毒性の強さは化学的状態によって大きく変わります。

たとえば、かつて体温計に使われていた水銀は胃腸からは吸収されないので、少々誤飲したとしても、中毒にはならないといわれています（水銀体温計は2021年1月1日以降、製造・輸出入が禁止されています）。

ところが、気化した水銀蒸気になると毒性は一気に上がります。水銀蒸気は肺から吸収され、呼吸困難やけいれん、肺水腫などを起こし、重症になると死に至ります。

歴史上、大量の水銀蒸気が使われたのは奈良の大仏の建立でした。当時、大仏に金メッキを施すために、金と水銀の合金を大仏の本体に塗ったあと、水銀を蒸発させる作業が行なわれました。このとき生じた大量の水銀蒸気によって、都では水銀中毒者

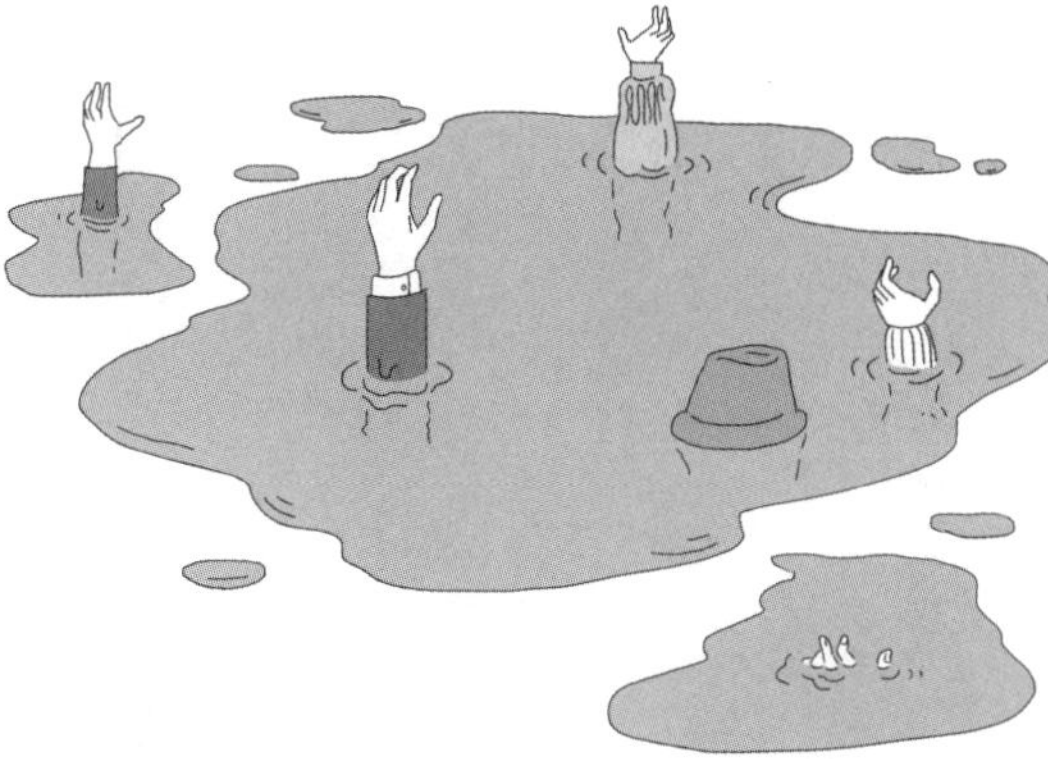

錬金術実験、奈良の大仏建立、水俣病…
人類は水銀中毒に苦しめられてきた

が続出し、それが長岡京への遷都の原因だったという説もあります。

さらに恐ろしいのはメチル水銀などの**有機水銀**です。1950年代に起きた水俣病《みなまた》はメチル水銀による中枢神経の疾患で、工場排水に含まれる有機水銀に侵された魚を人が食べるという食物連鎖で起こりました。

水俣病患者には重い運動障害、平衡感覚障害、精神障害などのほか、血管や臓器にも障害が現れ、さらにその影響は母体をとおして胎児にまで及びました。

まさに水銀汚染の怖さを世界に知らしめた歴史的な公害事件といえるでしょう。

ぜひ、映画『MINAMATA―ミナマタ―』をご覧いただきたいです。

白粉できれいになるつもりが「鉛」中毒に

女性にとってきれいな肌への思いは、昔もいまも変わりません。

そのために開発された化粧品の中でも革命的だったのは「白粉《おしろい》」です。18世紀から19世紀にかけて、白粉は欧米の貴族から日本の芸者や役者まで幅広く愛用されました。

しかし、当時の白粉は鉛を化学反応させた「鉛白《えんぱく》」と呼ばれる顔料でした。

そして、鉛白を長く使っていた人たちの多くは、鉛の持つ毒性のために中毒症状を起こしました。

鉛は体内に入ると、血中の酵素の働きを阻害し、血液や神経系、腎機能を損ないます。急性中毒では嘔吐や腹痛、手足の麻痺を起こし、重症になると脳障害を引き起こします。

ヨーロッパの貴族の間につけぼくろが流行したのは、鉛中毒によってできたシミを隠すためだったともいわれています。

ベートーベンの毛髪から「通常の100倍の鉛」を検出

鉛中毒の歴史は古代ローマ時代にさかのぼります。ローマには水道設備が完備されていましたが、その水道管は鉛製でした。しかも、皇帝や貴族たちは鉛のジョッキでワインを飲んでいたのです。

また、酢酸鉛という鉛の化合物の含まれたシロップを日常的に飲んでいたため、ローマ市民は慢性的な鉛中毒にかかり、それによる精神障害が帝国の堕落や崩壊を導いたのではという説もあります。

17世紀から18世紀にかけては、鉛中毒のためと見られる疝痛《せんつう》（周期的に発生する発作的な内臓痛）がヨーロッパと新大陸で猛威をふるいました。

この時期、防腐と甘味を増すためにワインに酸化鉛を添加する方法が流行していました。ラム酒造りに使う蒸溜器やリンゴ酒の発酵容器、食器の釉薬《ゆうやく》などにも鉛が使われていました。

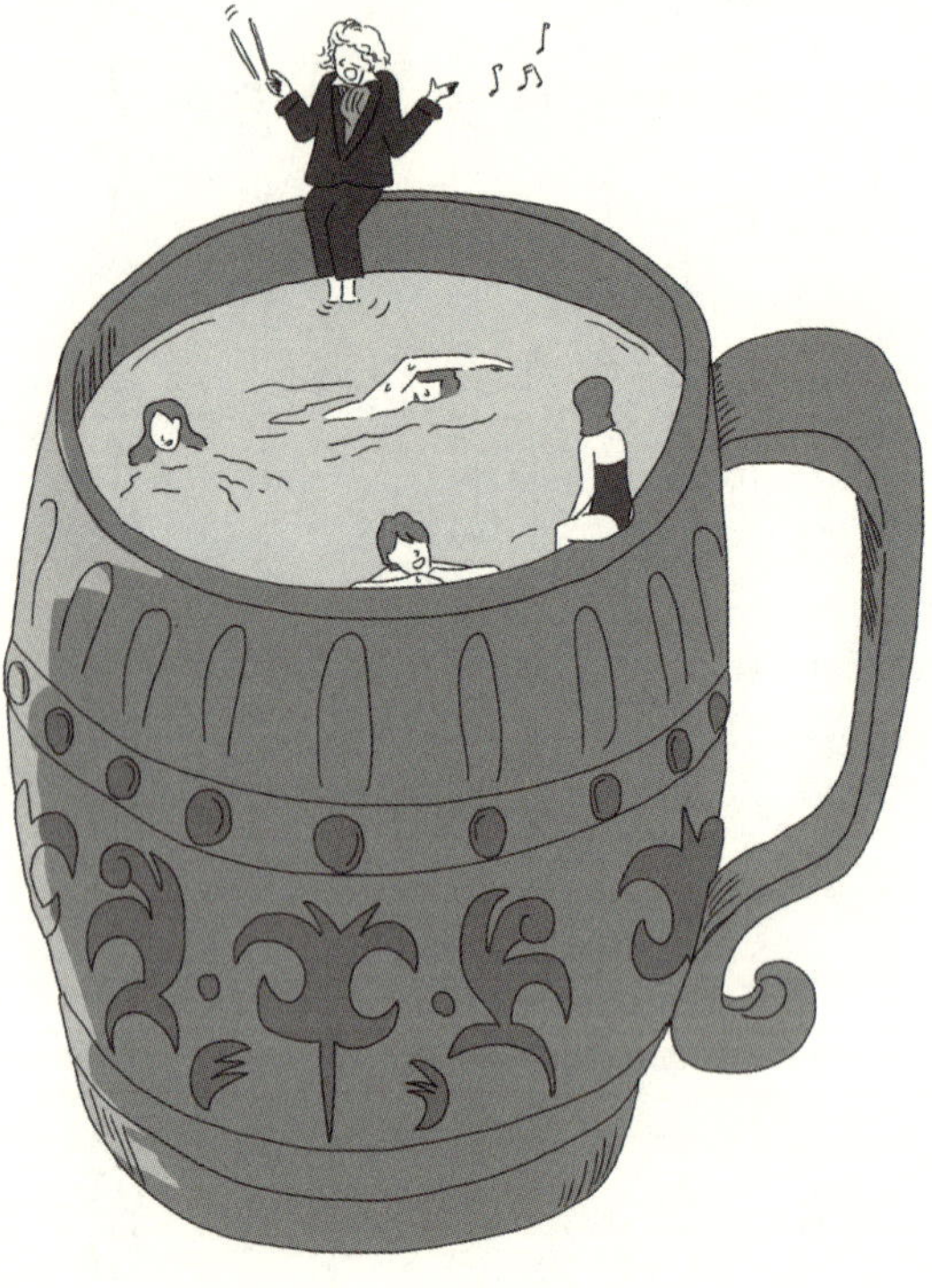

ヨーロッパの人々は文字どおり
浴びるように鉛の毒にさらされてきた

鉛は採掘、精錬が比較的簡単で、安価な金属として古くから使われてきたため、ヨーロッパの人々は古代ローマ時代から、まさに浴びるように鉛毒にさらされていたのです。

大作曲家の**ベートーベンも慢性の鉛中毒による疝痛や痛風に悩んでいた**といわれています。実際、後世になってベートーベンの遺髪を分析したところ、通常の100倍もの濃度の鉛が検出されたといいます。

歴史的な観点からも、鉛は恐ろしい金属のように思えますが、人体にとっては亜鉛や鉄、マンガンなどとともに微量必須元素のひとつです。

平均すると成人は体内に約100㎎の鉛を持っており、毎日、呼吸や食物を通じて0・3㎎程度の鉛を摂取しています。

ただし、その大半は尿や汗、毛髪などを通して排出されるので健康を害することはありません。

無味無臭で殺人に多用されてきたヒ素

ヒ素は一般的に毒として知られていますが、実は鉛と同様に、人体にとって微量必須元素であり、体重50kgの人なら約5mgを体内に持っています。ヒ素は土壌中に広く存在し、私たちは日々食べ物とともに微量のヒ素を摂取しています。

それでも中毒症状を起こさないのは、肝臓によって解毒されているためです。仮に大量に摂取してしまっても、原因がヒ素だとわかれば解毒剤（キレート剤）が効果を発揮するため、命を失うことはないといわれています。

しかし、ヒ素が猛毒であることに変わりはありません。

水銀と違い、ヒ素の場合は有機化合物よりも無機化合物のほうが毒性が強く、もっとも強力なのが亜ヒ酸（三酸化二ヒ素）です。これは白色の粉末状の物質で、大量に摂取すると下痢や嘔吐、腹痛を起こし、ショック症状を起こして急激に衰弱し死に至ります。

亜ヒ酸にはエネルギーの合成にかかわる「SH基」という酵素と結合しやすい性質があるため、体内に入ると細胞へのエネルギー供給が絶たれてしまいます。

このような細胞毒性のほかに、慢性的な摂取で神経系や血管にも害を与えることがわかっています。

なぜ「愚者の毒」と呼ばれるようになったか

ヒ素の毒性は昔から知られていましたが、一方でシミの原因になるメラニン色素の生成を抑える性質があることから、17世紀から18世紀にかけてヨーロッパでは貴婦人向けの化粧水として販売されていました。

このヒ素入り化粧水は「**トファーナ水**」と呼ばれ、貴婦人の中にはこれを毒殺に用いる者もいました。中でも、ブランヴィリエ侯爵夫人（230ページ参照）は実の父親をはじめ、慈善病院の患者50人以上をヒ素によって毒殺したといわれています。

ヒ素が毒殺に使われたのは無味無臭で気づかれにくいためでしたが、19世紀には水素とヒ素を反応させる**マーシュテスト**という検査法でその存在が簡単にわかるようになり、ヒ素を用いた殺人はすぐに発覚するようになりました。

以来、暗殺にヒ素を用いるのは愚かということから、「**愚者の毒**」と呼ばれるようになりました。

日本でヒ素をめぐる事件といえば、1950年代に起きた森永ヒ素ミルク中毒事件や、1998年に起きた和歌山毒物カレー事件が思い浮かびます。

森永ヒ素ミルク中毒事件は、粉ミルクへの添加物にヒ素が混入していたことにより、乳幼児に多くの中毒者・死者を出した大規模食中毒事件でした。

和歌山毒物カレー事件は、カレーに混入された亜ヒ酸で4名の死亡者がでました。

タリウム
――アガサ・クリスティの作品に描かれた毒

2005年の秋、静岡の女子高校生が自分の母親に毒を盛った事件が起こり、世間は大きなショックを受けました。このとき使われた毒物が**タリウム**です。

この事件をきっかけにタリウムという金属を知った人も多いでしょうが、実はこれは**鉛や水銀よりも強い毒性を持つ**元素です。

タリウムが発見されたのは1861年。鉱物を炎にかざしたときに反応する色によって元素の種類を調べる〝炎色反応〟で緑色を示すことから、「新緑の芽」という意味のギリシア語「タッロス」にちなんで名づけられました。

タリウムは淋病《りんびょう》、梅毒《ばいどく》、結核などの治療薬として用いられ、飲むと髪が抜けることから頭にできるタムシ（頭部白癬《はくせん》、しらくも）の治療にも使われました。タリウムを投与して髪を除いてから、白癬菌を殺す薬剤を患部に塗布したといいます。

しかし、摂取した者に重い中毒症状が現れることがわかり、人体への使用が禁止され、殺鼠剤《さつそざい》や駆虫剤としてのみ用いられるようになりました。

推理小説『蒼ざめた馬』で奪われた命、救われた命

タリウムが体内に入ると、脂肪以外のすべての組織に入り込み、細胞の中のカリウムと置き換わってタンパク質の合成を阻害する細胞毒性を発揮します。また鉛と同様、中枢神経系に影響を与え、重症の場合は、運動障害や精神障害、けいれん、呼吸筋麻痺などを起こして死亡する場合もあります。

推理小説作家アガサ・クリスティはタリウムによる毒殺事件をテーマとした『蒼《あお》ざめた馬』という作品を書いています。ここには手足の麻痺や言語障害、全身衰弱といったタリウムの中毒症状が細かく描かれています。

のちにタリウムを用いた大量毒殺事件を起こしたグレアム・ヤング（247ページ参照）もこの本を読んでいたといわれ、そのことでクリスティを非難する人もいます。

一方でこの作品は、1977年にカタールで原因不明の中毒症状に陥った幼女の命を救いました。

原因がわからず途方に暮れる医師に、たまたまクリスティの『蒼ざめた馬』を読んでいた看護師が「タリウム中毒ではないか」と進言したのです。その言葉がきっかけで尿を分析したところ、タリウムが検出されました。

幼女はキッチンにあった駆虫剤を口にしたことがわかり、すぐに適切な治療が行なわれました。その結果、幼女は一命を取り止めました。

サスペンスドラマでおなじみ〝青酸カリ〟

ドラマや小説の殺人事件でおなじみの**青酸カリ**は、別名**シアン化カリウム**といい、炭素原子と窒素原子が結びついたシアン化物のひとつです。

ヒ素やトリカブトと並んで恐ろしい毒物のイメージがありますが、メッキなど工業用や医薬品の合成などに欠かせないものでもあります。

シアン化カリウムやシアン化ナトリウムなどのシアン化物は工業用に広く使われています。一方、比較的入手しやすいこともあって、多くの犯罪でも使われてきました。

1948年に起きた帝銀事件（237ページ参照）、1977年に起きた青酸コーラ無差別殺人事件、1995年の新宿駅青酸ガス事件、1998年の自殺志願者に青酸カリをネットで送って自殺をほう助したドクター・キリコ事件など、いずれもシアン化物による犯罪です。

大きな特徴は、その即効性です。

致死量を超えたシアン化物が胃に入ると、そこで発生した青酸ガスが血液中のヘモグロビンと結びついて酸素を運ぶ機能を阻害するという血液毒性を発揮するため、細胞呼吸ができなくなり、数分で死に至ります。

そのため、解毒剤（亜硝酸ナトリウムなど）の使用も一刻を争います。青酸ガスは熟していない青梅やビワの種を食べたときにも腸内の酵素などと反応して発生します（113ページ参照）。

青酸カリを盛られても死ななかった怪僧ラスプーチン

ところが、致死量に達する青酸カリを盛られても死ななかった人物もいます。帝政末期のロシアで活躍した怪僧グリゴリー・ラスプーチンです。

その強大な権力を妬《ねた》まれたラスプーチンは、反対派から命を狙われ、招かれた晩餐でケーキと紅茶に致死量の青酸カリを盛られました。しかし、驚くべきことに、それ

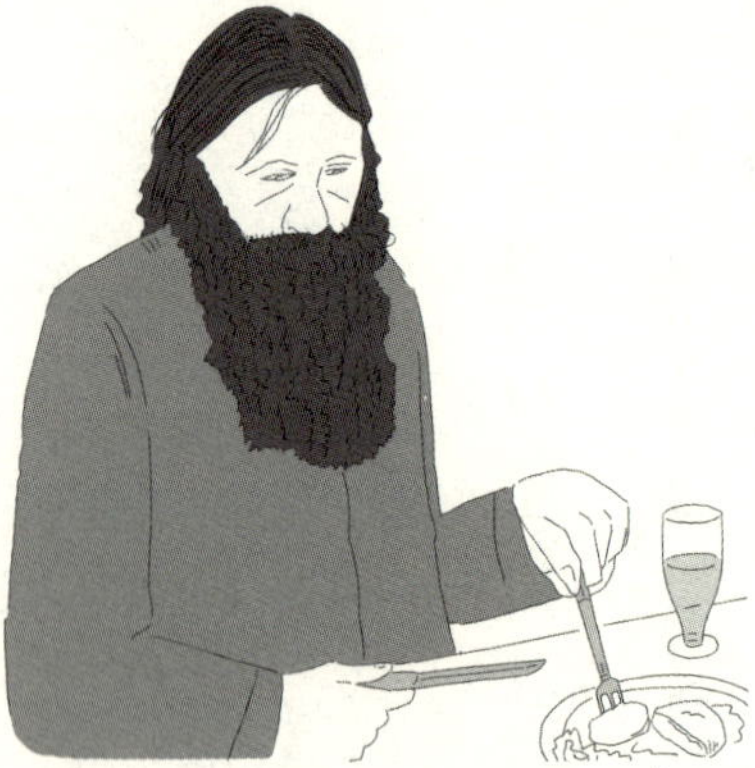

怪僧ラスプーチンが青酸カリを盛られても
絶命しなかった真相は闇の中である

を平然と食べ終え、食後の祈りまで捧げました。その後も何事も起こらず、周囲を恐れさせたといいます。

ラスプーチンはその後、銃撃されて殺されたのですが、なぜ青酸カリで死ななかったのかはわかりません。

青酸カリの保存状態が悪かったとか、購入時に偽物をつかまされたとか、紅茶の熱に反応して性質が変化したからなどの説はありますが、いまだに真相は謎に包まれたままです。

一酸化炭素、硫化水素
——暮らしの中で発生する毒

練炭《れんたん》による集団自殺の報道などもあり、**一酸化炭素**には怖いイメージがあるかもしれません。しかし、日本人は伝統的な生活の中で、囲炉裏《いろり》や七輪《しちりん》、火鉢など一酸化炭素を排出する道具を使って暮らしてきました。風通しのよかった伝統的な日本家屋は、一酸化炭素がこもらず、中毒事故が起こることは稀《まれ》だったのです。

ところが、密閉性に優れた現代家屋で、これらを暖房器具として使用した場合は、換気に注意しなくてはなりません。

一酸化炭素は無色無臭です。知らぬ間に吸入してしまうと、本来酸素と結びつくはずの血液中のヘモグロビンと結合してしまい、酸素を運ぶ機能を阻害する血液毒性を発揮します。

このため細胞が呼吸できず、気づいたときには体の自由が利かず動けないという状態に陥ります。また、めまい、見当識障害、反射異常などの中枢神経の中毒症状や、肝臓の壊死や腎不全などを伴うこともあります。

一酸化炭素は、酸素が欠乏した不完全燃焼によって発生します。

ガス機器が故障しているときにも**不完全燃焼**を起こし、一酸化炭素が発生することがあります。かつて湯沸かし器の動作不良のために一酸化炭素が外に排出されず犠牲者を出した事故がありました。屋内で燃焼器具を用いるときは、くれぐれも換気に注意してください。

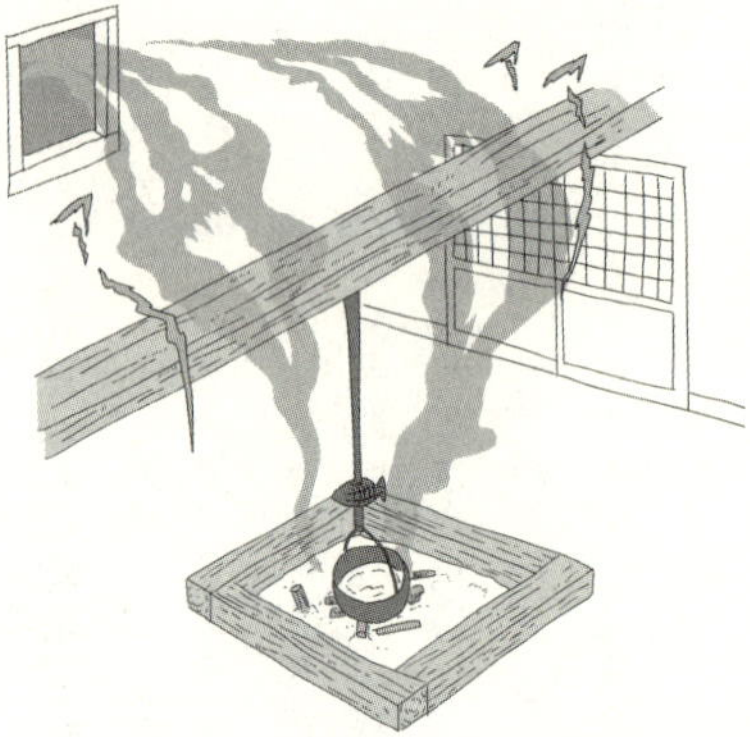

一酸化炭素中毒を防ぐ日本家屋の工夫

「混ぜるな危険！」の洗剤は、本当に「混ぜると危険」

一酸化炭素とともに、ふだんの生活で気をつけなくてはならないのが、**硫化水素**です。温泉や火山でガスを吸った人が亡くなるという事件がときどき起きますが、その原因となっている気体です。

硫化水素は硫黄泉で感じる**タマゴの腐ったような臭い**がします。空気より重いため、硫化水素がたまっているのを知らず、温泉地などの窪地に入り込んで中毒になるという事故も起きています。

硫化水素も一酸化炭素と同じように、ヘモグロビンと結びついて血液の酸素運搬能力を奪い、細胞の呼吸を阻害します。また、濃度が高くなると呼吸筋麻痺などの神経毒性を発揮します。

初めは頭痛や吐き気を感じ、やがて意識が混濁して昏睡状態に陥り、ついには死に至ります。硫化水素の濃度が高いと、数回息を吸っただけで呼吸困難を起こして死亡することもあります。命が助かっても、脳が低酸素状態に置かれるため植物状態にもなりかねません。

最近では、洗剤を混ぜ合わせて硫化水素を発生させる方法が自殺の手段としてインターネットで広がっていますが、周囲に漏洩《ろうえい》したガスのために家族や住民が犠牲になるという悲劇も起きています。

ダイオキシン
――人体に蓄積すると生殖器官が萎縮

ダイオキシンはごみを燃やすと発生するポリ塩化ジベンゾパラジオキシン、ポリ塩化ジベンゾフランなどの総称です。森林火災や火山活動などでも発生します。

大気中に放出されたダイオキシンは、雨とともに土壌や河川、海に戻り、農産物や魚などを通じて人間の体に蓄積するといわれています。

ダイオキシンの毒性は多くの動物実験によって確かめられています。

その急性毒性は青酸カリの1万倍ともいわれ、人工物の中ではもっとも強いとされています。また、妊娠中のネズミにダイオキシンを投与すると口蓋裂《こうがいれつ》、水腎症などの奇形が生じたり、ガンが発生したりすることがわかっています。

さらに、ホルモンと似た働きをして、甲状腺機能や免疫機能を低下させたり生殖器官を萎縮させたりする、いわゆる環境ホルモンとして働くことも確認されています。

枯れ葉剤――奇形児が多く生まれたのも…

ただし、ダイオキシンの毒性は動物の種類によって現れ方が異なります。もっとも敏感なのはモルモットで、そのLD50値は0・0006mg／kgときわめて微量です。これがハムスターになるとLD50値は5mg／kgと、モルモットよりも8000倍以上もダイオキシンに強いことがわかっています。

人間に対する影響については、はっきりしたことはわかっていませんが、1960年代のベトナム戦争で、枯れ葉剤がまかれた地域に奇形児が多く生まれたのは、枯れ葉剤に含まれていたダイオキシンのせいではないかともいわれています。

アメリカ軍が散布した枯れ葉剤は、推定で1200万ガロン（ドラム缶約22万本分）以上ともいわれ、ダイオキシンに汚染された土壌にできた作物を食べたことで、生殖器官が侵されて、奇形が発症したのではないかというのです。

また、1976年には北イタリアのセベソの農薬工場で事故が起こり、約130kg分のダイオキシンが数kmにわたって飛散し、1万7000人がこれを浴びる事態が起きました。事故後、多くの家畜が死に、糖尿病やガン、心臓病などの発生率が上昇したといわれています。

しかし、これほど大量のダイオキシンが飛散しながら亡くなった人はいませんでした。このことからダイオキシンの人間に対する急性毒性はかなり低いのではないかともいわれています。反面、その後の調査で、事故後セベソで生まれた男児の比率が低下していることがわかり、ダイオキシンが生殖機能に影響を及ぼしたのではないかとも考えられています。

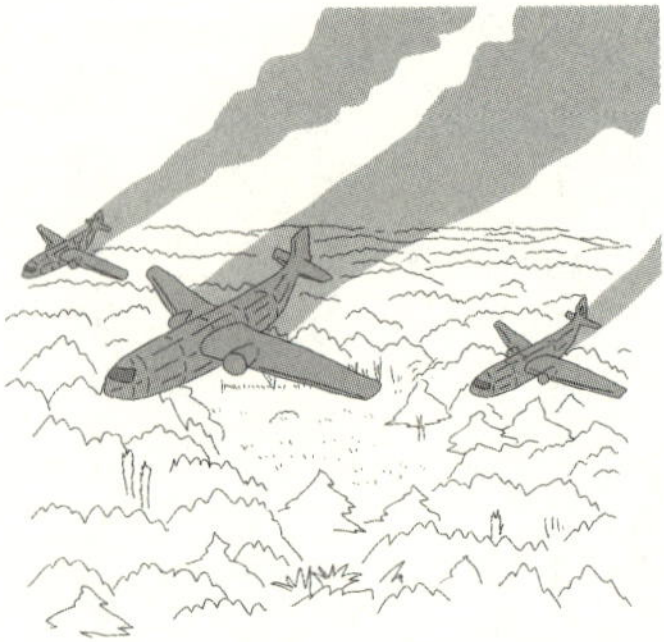

枯れ葉剤に含まれたダイオキシンの人体への影響は不明とされているが…

2002年以降、ダイオキシンの排出は厳しく規制され、その排出量は年々減少し続けています。ダイオキシンが人間にとって本当に脅威かどうかについては、現時点ではさまざまな議論がありますが、その長期的な影響はいまだにわかっていないので、今後もダイオキシンの削減策をとり続ける必要があるでしょう。

化学兵器——神経ガスとマスタードガス

神経ガスとは、その名のとおり人間の神経に作用して殺傷能力を発揮するガスです。

1936年に、有機リン系の殺虫剤の研究をしていたドイツの研究者が、偶然開発したものです。

ナチスはこれを殺虫剤ではなく兵器として利用することを考え、**「タブン」**と名づけました。以後も研究が続けられ、1939年にはさらに毒性の強い**「サリン」**が、1944年には**「ソマン」**が開発されました。

第二次世界大戦中、ナチスはタブンの量産を進めていましたが、幸いなことに戦場でこれらの神経ガスが使われることはありませんでした。

大戦終結後、1952年にはイギリスが**「VXガス」**を開発しました。これらのタブン、サリン、ソマン、VXガスが神経ガスの代表格とされています。

中でももっとも毒性が強いのがＶＸガスです。ガスといっても琥珀《こはく》色のオイル状のもので、成人男性の場合、10㎎が肌についただけで死亡するといわれています。

神経ガスはいずれも炭素とリンの結合を持った有機リン化合物です。動物の神経毒と同じように、神経伝達物質のアセチルコリンを分解する酵素と結びついてしまうため、アセチルコリンが分解されずに残り、正常な神経伝達が阻害されて呼吸筋麻痺やけいれんが起こります。

神経ガスは鼻や口、目、皮膚からも体内に吸収され、高濃度の場合は数分で死に至ります。安価に製造できることから、次の項目で紹介する生物兵器とともに**「貧者の核兵器」**と呼ばれることもあります。

「圧倒的な殺傷力」でテロに使われる危険性

同じ毒ガス兵器でも、**「マスタードガス」**は細胞や遺伝子にダメージを与えるものです。

マスタードガスは19世紀の終わり頃に開発され、第一次世界大戦中にドイツ軍によって使われたことがきっかけで、フランス、イギリス、アメリカでも開発が進められました。このガスはびらん性（皮膚をただれさせる）で、体内に入ると呼吸器や消化器官の粘膜を侵し、細胞分裂を阻害して、発ガンを促す作用などがあります。

毒ガスは、大量破壊兵器のひとつです。現代では戦線に立つ歩兵の多くはガスマスクを携行しており、効果は限定される一方、民間人に対しては圧倒的な殺傷能力を持ちます。この点がもっとも憂慮され、これらの化学兵器は１９９７年に発効した化学兵器禁止条約によって国家間の戦争での使用が禁止されています。

しかし、１９９５年に起きた**地下鉄サリン事件**（243ページ参照）のように犯罪組織によってテロに使われる危険性が懸念されています。

２０１１年に始まったシリアの内戦では、政府軍による化学兵器による攻撃がたびたび行なわれ、市民に多数の犠牲者が出ました。

また、２０２２年から続くロシアによるウクライナ侵攻でも、ロシア軍が化学兵器を使用したとする報道があります。一方、ロシアはウクライナが化学兵器を使用したと主張し、泥沼の情報戦が展開されています。

生物兵器——炭疽菌によるバイオハザードの恐怖

「バイオハザード」（生物災害）という言葉は、いまやゲームソフトや映画のおかげで、すっかりポピュラーになりました。しかし、ひそかに開発されたウイルスや細菌兵器が街中に拡散したり、テロに使われたりする恐怖は、けっしてフィクションの世界だけではありません。

２００１年のアメリカ同時多発テロの直後、アメリカのテレビ局や政府関連施設に**炭疽菌**《たんそきん》の入った郵便物が送られ、５名の死者と多くの感染者が出るという事件が発生しました。これを発端に、インドやパキスタンでも炭疽菌の事件が相次ぎ、世界を恐怖に陥れました。

炭疽菌は土壌に芽胞の形でひそんでいるありふれた細菌で、ヒツジやヤギ、ウマなどの家畜に感染します。人間への感染は、これらの動物に触れたときに起こります。

炭疽菌は血液中で免疫系の攻撃を逃れて増殖しながら毒素を産生して感染症を引き起こし、細胞を壊死させせます。

感染経路によって吸入（肺炭疽）、経皮（皮膚炭疽）、経口（腸炭疽）に分かれますが、自然感染のほとんどは皮膚炭疽です。皮膚炭疽は初め水疱《すいほう》ができ、やがてそれが黒ずんできます。早めに治療すれば完治しますが、処置が遅れると敗血症を起こして死に至ります。

テロリストにとって「都合がいい」理由

炭疽菌の培養は比較的簡単で、小さな施設でも短期間で大量の菌が作れます。また、胞子は抵抗力が強く、手紙や本や商品などに隠して入れることもできます。しかも、その毒性は計算上、**1gで1000万人を殺せる**ほどです。さらに、治療法はあっても感染の広がりを食い止めるには時間がかかります。

そうした理由から犯罪組織にとっては都合がよく、テロに利用されることが懸念されています。

炭疽菌のほかにも、生物兵器として用いられる可能性が高いものに、天然痘ウイルス、ペスト菌、ボツリヌス菌などがあります。

ボツリヌス菌が産生する毒素は地上最強の毒性を持つとされ、第二次世界大戦中、アメリカ軍は生物兵器として使うためにボツリヌス菌を培養していました。また、サリンをまいたオウム真理教も上九一色村《かみくいしきむら》で培養を行なっており、東京でボツリヌス菌をばらまくテロ計画があったことが明らかになっています。

生物兵器化が懸念される細菌、ウイルス

名称	症状
炭疽菌	多くは1～7日程度の潜伏期を経て発病、数日後に突然症状が悪化し、呼吸困難、チアノーゼ、けいれんが起こり死に至る。無治療の致死率は90％以上。
天然痘ウイルス	7～17日の潜伏期のあと、倦怠感、発熱、頭痛といった症状が起こり、その2～3日後に顔や腕、足などに特徴的な発疹が現れる。最悪な場合は死に至る。
ペスト菌	1～6日の潜伏期を経て高熱、頭痛、咳、血痰などが急激に発症する。肺炎が急速に進行し、呼吸不全に陥り、敗血症に至ることもある。無治療だとほぼ100％死亡する。
ボツリヌス菌	潜伏期間を経て、物が二重に見える、視界が制限される感覚、口の渇き、嚥下困難、便秘などの症状のほか、骨格筋・呼吸筋の麻痺が起こり、呼吸困難に陥り死に至る。

バイオハザード(生物災害)のマーク。
使用済みの注射針など
病原体を含む危険性のある物質に貼られる。

虫を殺す毒、雑草を枯らす毒

ナチスドイツが製造していた神経ガスは、もともと殺虫剤の研究中にできたものです。**有機リン系**の殺虫剤は、虫の神経に働きかけ、その情報伝達を阻害することで死に至らしめます。

一方、植物には神経が存在せず、ダメージがないので害虫対策のための**農薬**として利用できるというわけです。

ただし、神経の構造は昆虫も人間も基本的には同じです。そのままでは人間に対しても毒性を発揮するため、**虫には効きやすく、ほ乳類に対してはあまり効かないよう成分が調整されています**。それでも、有機リン系の殺虫剤は毒性が強く、人間が大量に吸い込むと嘔吐や腹痛などを起こし、重症になると昏睡や呼吸筋麻痺、けいれんといった中毒を起こします。

２００８年に中国産の冷凍餃子から検出された「メタミドホス」も有機リン系の農薬（殺虫剤）です。

家庭でハエや蚊を退治するのに使われるスプレー式の殺虫剤は、同じ神経毒でも除虫菊の殺虫成分と同じ構造を持った**合成ピレスロイド系**と呼ばれているものです。

ピレスロイドは、虫や両生類、ハ虫類の受容体には作用しやすく、鳥類やほ乳類の受容体には結びつきにくいとされています。有機リン系の殺虫剤に比べると毒性が低いとはいわれていますが、けっして無害というわけではなく、人によっては頭痛や嘔《おう》気《き》、下痢などを引き起こします。

このほかにも**カーバメート系**、**ネオニコチノイド系**、**ネライストキシン系**などのタイプの異なる神経毒性を持った殺虫剤があります。

散布には厳重な注意が必要

農薬には殺虫剤のほかに**除草剤**があります。これは植物の細胞に働きかけて、タンパク質の合成や光合成を阻害することで、植物を枯らします。

除草剤の中でも、多くの中毒者や死者を出してきたものにパラコートがあります。これが人体に入ると細胞内に活性酸素を発生させ、臓器に重い障害を引き起こします。日本でもこれまでに10人以上の死者を出しており、毒物に指定されている農薬です。

毒性の弱い除草剤もありますが、基本的には殺虫剤と同じく、人体に有害であることに変わりありません。

Column

原発と放射線

旧ソ連のチェルノブイリ原発で原子炉が爆発する事故が起きたのは、1986年のことです。

このとき飛散した放射性物質の量は、広島の原爆の500倍といわれ、史上最悪の原発事故といわれています。現場のスタッフや事故直後にかけつけた消防士ら33名が死亡しました。日本でも1999年、茨城県の東海村の核燃料加工施設で事故が起こり、667人の被曝《ひばく》者と2名の死者が出る大惨事が起こっています。

2011年3月の東京電力福島第一原発の事故で飛散した放射性物質の量は、チェルノブイリ原発事故で飛散した量の約20%といわれ、事故により被曝した福島住民や作業員は数千人にのぼると見られています。

これまでのところ急性放射線障害での死亡者はなく、住民の健康被害もないとされていますが、放射線量の高い環境で働いていた作業員のうち、14人が事故対応に絡むガンで労災認定されています。

「放射線」とは、放射性物質や宇宙空間、太陽などから放出される波長の短い電磁波や粒子線のことで、α《アルファ》線、β《ベータ》線、陽子線、中性子線、ガンマ線、エックス線などの種類があります。

いずれの放射線も大量に浴びた場合にはDNAが破壊され、免疫力の低下や細胞死などによって死に至ります。助かったとしてもガンや白血病、生殖機能の異常といった症状が現れる場合があります。

危険なイメージのある放射線ですが、適切にコントロールされた放射線は医療現場では欠かせません。X線CTはもちろん、ガン細胞を殺す放射線治療も広く普及しています。

また、われわれはつねに微量ながら宇宙からやってくる放射線を浴びています。しかし、健康への影響はほとんどないと考えられています。それは地球上の生命体が自然の放射線に適応して進化してきたからです。

とはいえ、今後人類の宇宙への進出がいっそう進むと、いままで以上に大量の放射線に長期にわたりさらされることになるので、その対策は重要な課題になるはずです。

7章

毒の事件簿

——悪意を持つ人間の手による甚大な被害

少量で相手を死に至らしめる毒は、古代から暗殺の手段として使われてきました。とくにトリカブトや亜ヒ酸は、暗殺用の毒の花形として、古代ローマ時代から現代にいたるまで、さまざまな暗殺事件を引き起こしてきました。ここでは、毒をめぐる有名な歴史的事件を見ていくことにします。

File 1

秦の始皇帝が求めた「不老不死の秘薬」

秦《しん》の始皇帝をはじめとした古代中国の歴代皇帝にとって、最大の願いは「不老不死」でした。始皇帝は不老不死になる秘薬を求めて、日本にまで使いを差し向けたほどです。

その秘薬は「丹薬《たんやく》」と呼ばれ、人工的に作り出そうとする術は「練丹術」として、道士（道教の修行者）の奥義とされました。この丹薬の原料とされたのが**水銀**です。水銀が不老不死と結びつけられたのは、その独特の性質のためでした。常温では液体で、長時間加熱したり、熱を加えたりすることによって、銀色から赤や黒や白へと色が変化するため、西洋の錬金術師たち同様、道士の心をとらえたのでした。

中でも4世紀に活躍した道士の一人・葛洪《かっこう》は『抱朴子《ほうぼくし》』という本の中で練丹術につ

いてくわしく記しています。

それによると練丹術の鍵は丹砂《たんしゃ》（硫化水銀）であるといい、「**丹砂は焼くと金属となって水銀となり、また赤変して帰りて丹砂となる**」と綴《つづ》っています。これは水銀が化学変化を経ても、もとの状態に戻るということで、この永遠の循環が不老不死に結びつけられたといわれています。

唐の歴代皇帝も次々と水銀中毒に

水銀をもとにした丹薬は、不老不死を願う皇帝や貴族にとって憧れの的となり、実際に多くの皇帝が常習的に服用していました。

しかし、すでに述べたとおり、水銀には強い毒性があります。このため、皇帝の多くが水銀中毒に苦しんだり、命を落としたりしました。

唐の歴代皇帝20人のうち、6人が丹薬による中毒で亡くなっています。その中の1人で11代皇帝の憲宗《けんそう》は、丹薬を常習するうちに肌がかさかさになり、中毒症状のために凶暴で異常な行動をとるようになったと伝えられています。また、15代の武宗《ぶそう》は丹

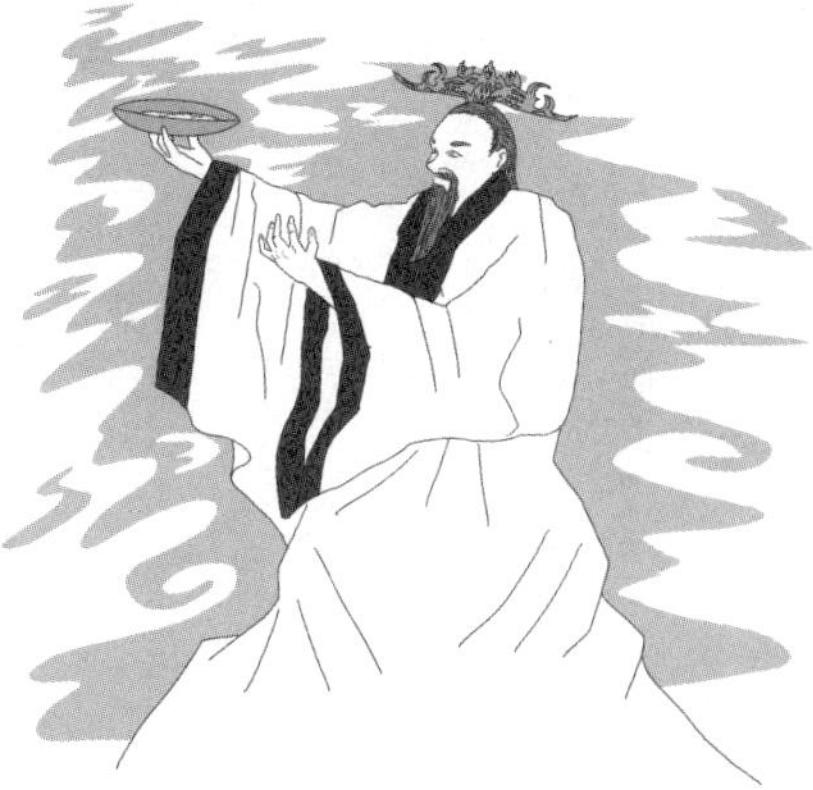

不老不死を願う古代中国の歴代皇帝にとって
水銀を原料とした「丹薬」は憧れの的だった

薬のせいで言葉がしゃべれなくなって死んだ、といいます。

丹薬に特別な力を見出す考え方は、古代の日本にも伝わっていました。

邪馬台国《やまたいこく》の女王・卑弥呼《ひみこ》の使者は、魏《ぎ》の明帝《めいてい》から金印や銅鏡とともに丹薬を賜ったとされています。もし、卑弥呼がこれを愛飲していたら、中国の歴代皇帝と同じく、水銀中毒で命を落としていたかもしれません。

File 2

毒殺魔として暗躍した名高い貴婦人

ヨーロッパでは中世から近世にかけて、毒は殺人の道具として広く使われていました。中世の薬局では医薬品とともに毒も売られていたといわれ、ここで毒を買い求める暗殺者もいたといいます。

中でも、暗殺の毒としてよく使われたのは**ヒ素（亜ヒ酸）**でした。当時は、硫砒鉄《りゅうひ》鉱という鉱物を焼き、蒸発したヒ素を集めて作っていました。これを食べ物や飲み物に混ぜて、毒殺を謀《はか》っていたのです。

毒殺が横行すれば当然、それから身を守る術《すべ》が編み出されます。そのひとつが**銀の食器を使うこと**でした。銀は硫黄と反応すると黒く変色する性質があります。硫砒鉄鉱から得られた当時の亜ヒ酸には硫黄分が含まれていたため、亜ヒ酸が混入されると、食器が変色したのです。いまもヨーロッパの高級レストランや晩餐会などでは銀食器が使われていますが、それは「この食事には毒は入っていないので、安心してください」というアピールの名残といわれています。

メディチ家とボルジア家の「毒殺合戦」

中世からルネサンスにかけての毒の先進国はイタリアでした。中でも名家として知られる**メディチ家とボルジア家では、毒殺が繰り返されました**。政敵を毒殺したチェーザレ・ボルジアは、代々伝えられた亜ヒ酸をもとにしたカンタレラと呼ばれる毒薬を使用したと伝えられています。

16世紀の終わり頃、毒殺の中心はイタリアからフランスに移ります。そのきっかけを作ったのは、メディチ家からフランス王のもとに嫁いだカトリーヌ・ド・メディシスだったともいわれます。**カトリーヌはメディチ家に伝わる毒の伝統をフランス宮廷に持ち込んだ**のでした。

とくに17世紀から18世紀にかけてのルイ14世の時代、宮廷の人々は毒を盛られる恐怖に怯《おび》えていました。貴婦人のために毒薬の調合や販売を行なっていたラ・ヴォワザン、ルイ14世の愛人であった**モンテスパン侯爵夫人**、名門貴族の娘であった**ブランヴィリエ侯爵夫人**など、名だたる毒殺魔が現れたのもこの時代です。

パリを震撼させた美貌のブランヴィリエ侯爵夫人

中でもブランヴィリエ侯爵夫人は、パリの町を震撼させた稀代の毒殺魔として知られています。厳格な家庭で育った美貌の女性でしたが、結婚後も愛人との情事を繰り返していました。

口うるさい父親を亡き者にしようと愛人と共謀して毒薬の研究を始めたことが、その後の夫人の運命を変えました。毒の効き目を実験するために、手始めに**パリの慈善病院の患者たちの見舞いに見せかけて毒を盛り、50人以上の患者を殺しました。**

味をしめた夫人は、その後父親を毒殺し、その遺産を独り占めするために親族を次々と毒殺していきました。ついには自分の夫にも手をかけようとしたときに、愛人が突然死亡します。愛人の遺品から、夫人の数々の犯罪が明らかになり、ついに夫人は逮捕され、パリ市内の広場で斬首《ざんしゅ》され、遺体は炎に投じられました。

File 3

ナポレオンの死因をめぐる謎

1821年、フランスの英雄**ナポレオン・ボナパルト**は51歳の若さで、流刑先のセント・ヘレナ島でその生涯を終えました。長い間、死因は胃ガンと考えられていましたが、1960年代になって暗殺されたのではないかという説が浮上しました。

きっかけは、グラスゴー大学のスミス博士がナポレオンの遺髪から高濃度の**ヒ素**を発見したことでした。博士は、ナポレオンが亡くなる数カ月前からヒ素入りの食事を摂らされていたのではないかという説を唱えました。

さらに2001年にフランスの法医学者が毛髪の再鑑定を行なったところ、ヒ素が中心部にあることがわかり、口から摂取されたものであると結論づけました。

しかし、毒殺説には反論もありました。当時はワイン用の樽を微量のヒ素で消毒していたため、ワイン好きだったナポレオンの遺髪からヒ素が見つかっても不思議ではないというのです。

亡くなる5カ月前から体重が10kg以上減っていることからも、直接の死因はやはり胃ガンだと唱える学者もいました。

現代人の100倍以上という高濃度のヒ素を検出

2008年、イタリアの国立核物理学研究所がこの謎に挑み、興味深い結果を得ました。ナポレオンの遺髪と同時代の人々の毛髪を比較分析したところ、どちらからも**現代人の100倍以上という高濃度のヒ素が検出**されたのです。ナポレオンの妻のジョセフィーヌや息子の髪からも、やはり高濃度のヒ素が見つかりました。

つまり、当時の人々はワインや食事から現代人よりはるかに多いヒ素を恒常的に摂取していたようなのです。

しかし、それはヒ素中毒を起こすほどの量ではなく、ナポレオンもヒ素中毒で死んだとは考えられないと研究チームは結論づけました。

では、ナポレオンの死因は何だったのでしょう。

ナポレオンの病歴を長年研究してきたデンマークの元医師が、2009年に死因は慢性的な腎疾患によるものという説を唱えて注目を浴びました。

元医師は、当時の診断書や解剖報告書から、ナポレオンが若い頃から慢性的な膀胱《ぼうこう》の感染症や腎臓病、閉塞性腎疾患などに悩まされており、これらの合併症が死につながったと述べました。しかし、21世紀に入ってもナポレオンの死因については多数の説が浮上し、真相は明らかになっていません。

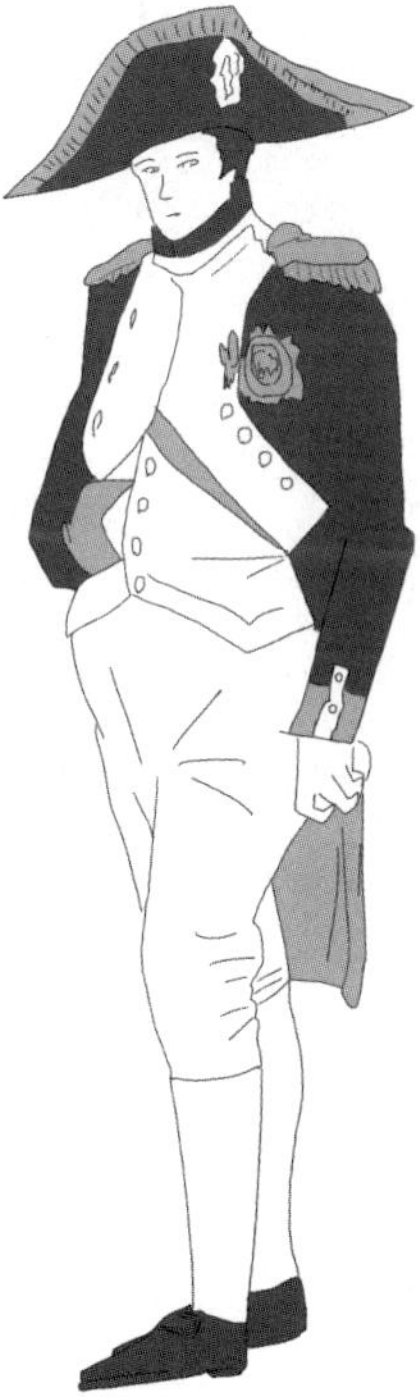

File 4

「自然死にしか見えない毒殺」で恐れられたバナトの魔女

19世紀から20世紀にかけてのセルビアに生きたババ・アヌイカ（本名アナ・ディ・ピシュトンヤ）は、史上、もっとも多くの人々を殺した大量殺人犯として知られる女性です。

アヌイカは1838年、ルーマニアのバナト地方の裕福な牧場主の娘として生まれ、高い教育を受けて育ちました。ところが、20代前半に男性に弄《もてあそ》ばれて梅毒をうつされた末に捨てられました。

人を信じられなくなったアヌイカは、隠遁《いんとん》生活をしながら医学と化学に興味をもちます。その後、結婚してからも化学の研究を続け、夫の死後は自宅に実験室を作り、さまざまな化学実験を行なうようになります。

アヌイカは近所の農家の妻たちの求めに応じて、薬草を用いた治療を行なう一方、兵役を逃れたい兵士のために一時的に病気になる「薬」や、嫌いな夫を亡き者にするための「ラブ・ポーション」「魔法の水」なども調合しました。

アヌイカは依頼者にターゲットである夫の体重を聞き、それに合わせて植物とヒ素を調合して「ラブ・ポーション」を作りました。この「薬」を盛られた者は、8日後に原因不明の死を遂げるのでした。しかし、毒物の知識がなかった村人の中には、アヌイカは魔女であり、その魔法で人が死ぬのだと信じている者もいました。

「ラブ・ポーション」「魔法の水」で毒殺商売

健康だった被害者が次々と死んでいくことに、村の人々は恐れをなしました。しかし、毒の調合が巧妙だったために、自然死にしか見えず、アヌイカが疑われることはありませんでした。

「ラブ・ポーション」「魔法の水」は売れ行きがよく、アヌイカは販売代理人を雇い、毒殺商売をさらに広げていきました。その犠牲になった人の数は50人もしくは100

人以上といわれています。

さすがに警察も捜査に本腰を入れるようになりました。疑惑の目は、**「バナトの魔女」**と呼ばれて恐れられていたアヌイカに向けられました。

１９１４年、とうとうアヌイカは毒物を提供した罪で逮捕されます。76歳でした。ところが、なぜか証拠不十分とのことで無罪になりました。しかし、警察はその後、犠牲者の遺体を掘り起こし、ベオグラード大学で検死を行ない、死因がアヌイカの調合した毒物によるものと断定しました。

アヌイカは１９２８年、90歳のときにふたたび逮捕され、15年の実刑を言いわたされます。それまでに殺してきた人の数を考えれば、軽すぎる気もしますが、それは証拠が挙がった2件の殺人に関与した罪に対する判決だったからです。アヌイカは服役しましたが、８年後、98歳のときに高齢を理由に釈放されます。

証拠が不十分とはいえ、１００人もの毒殺に関与しながら、アヌイカは１９３８年に１００歳で天寿をまっとうしました。

File 5

冤罪の可能性も残る「帝銀事件」

戦後まもない混乱期の日本で起きた**帝銀事件**は、いまだに多くの謎をはらんだ大量毒殺事件です。

事件は1948年1月、「東京都防疫班」の腕章をした男が帝国銀行（現三井住友銀行）の支店に現れたところから始まります。男は、近所で発生した集団赤痢の予防薬と称した薬を、行員たちに飲ませたのです。すると、その後まもなく行員たちは苦しみだし、12人が死亡、4人が重体になりました。いまでいう保健所の職員を騙《かた》って、行員に毒を飲ませたこの帝銀事件。犯人は疑いを抱かせないため、自ら飲む手本を見せるなど、その周到さ、狡猾《こうかつ》さが耳目を集めました。

犯人の男は、現金や小切手18万円（現在の価値にして約1800万円）を奪って逃走します。遺体や吐瀉物《としゃぶつ》や茶碗に残った液体を分析したところ、使われたのはシアン化物の青酸カリだったことがわかりました。

犯人は大勢の行員に2度に分けて薬を飲ませ、ほぼ同時に麻痺させています。このことから、警察は当初、毒物にくわしい者の犯行という線で捜査を進め、旧日本軍の生物兵器関係者らを調べました。

しかし、事件から半年後、北海道在住の画家・平沢貞通《ひらさわさだみち》が逮捕されました。北海道で帝銀事件に似た毒殺未遂事件が起こり、犯人が使用した名刺のルートを探る中で、この人物へとたどりついたのでした。当時、多額の現金を持っていたことや、以前にも詐欺《さぎ》事件を起こしていたことなどから、平沢を真犯人とし逮捕。平沢は一度は犯行を自白したものの、その後は一貫して無罪を主張し続けました。

真犯人は旧日本陸軍の研究員？

1955年、平沢被告の死刑が確定します。しかし、事件には不審な点が多く残されていました。

ひとつは殺害に使われたのが本当に青酸カリだったのかという点です。犯人は2度に分けて行員に毒物を与えていますが、そこには1分間の間隔があったことがわかっています。しかし青酸カリには即効性があるので、2回目を投与する前に倒れてしまうのではないかという疑問です。

また、もし誰かが途中で苦しみだしたら、ほかの行員は飲むのをやめたはずです。けれども、実際には16人全員が毒物を2回飲んで、ほぼ同時に倒れています。

犯人が毒物について特別な知識を持っていなければ、そのようなことはできなかったはずです。しかし、毒物の入手先を含めて、平沢被告が毒物にくわしい証拠は確認されませんでした。

一方、旧日本陸軍の元研究所員が、少々遅れて効果を発する青酸ニトリールという青酸化合物の研究が研究所で極秘に行なわれていたことを明かしたことから、犯人は軍の関係者ではないかという臆測が広がりました。

しかし、旧陸軍関係者への調査はGHQによって突然、中止させられています。そして、最初の自白と状況証拠以外に決め手となる物的証拠がないまま、平沢被告は40年間死刑囚として拘置され、刑を執行されることなく1987年、95歳で獄中で病死しました。この事件の真相は永遠に謎のままです。

File 6

毒の性質の違いを利用「トリカブト保険金殺人事件」

古代ローマの時代から現在に至るまで、毒殺による犯罪は数え切れないほど起こっています。しかし、化学的な知識が乏しかった時代、毒殺事件の多くは迷宮入りせざるを得ませんでした。

科学捜査が進歩した現代では、多くの毒殺事件の謎が解明されるようになっています。中でも1986年に起きた**トリカブト保険金殺人事件**の捜査は、用意周到な犯人の手口を見事に暴いたものでした。

この事件は、新婚の妻が、旅先の沖縄で突然嘔吐を繰り返し、苦しみだしたあげく心肺停止して亡くなった、というものです。

当初、死因は心筋梗塞《しんきんこうそく》とされましたが、夫宛ての多額の保険金の存在が明らかになり、警察は琉球大学の法医学教室の大野《おおの》曜吉《ようきち》助教授（当時）に鑑定を依頼。その結果、救急時の心電図に通常の心筋梗塞には見られない心室細動が見られることが判明。そして、このような心室細動を引き起こす薬剤や毒物のリストアップを行なったところ、**トリカブト**が浮かび上がったというわけです。

また、東北大学医学部附属病院薬剤部の水柿道直《みずがきみちなお》教授が被害者の血液を分析したところ、トリカブトの毒成分であるアコニチン、メサコニチン、ヒパコニチンの存在が確認されました。次いで警察の調べにより容疑者の夫が園芸店でトリカブトを入手していたこともわかりました。

しかし、ひとつ疑問が残っていました。もしトリカブトを投与したならば、その作用はすぐに現れるはずですが、妻が苦しみだしたのは夫と空港で別れて1時間半後だったのです。

2つの毒を拮抗させて死亡時間を操作

この疑問を解くために懸命な捜査が続けられ、やがて夫が猛毒を持つ**クサフグ**を大量に購入していたことがわかりました。

クサフグはテトロドトキシンという神経毒を持っています。トリカブトのアコニチンが、細胞のナトリウムチャンネルを開く作用を持っているのに対して、テトロドトキシンはナトリウムチャンネルを閉じるという逆の作用があります。

大野助教授は、この2つの毒を同時に投与すると、相反する作用のためにアコニチン中毒の発症が緩和され、死亡までの時間が延びるのではないかと考え、マウスによる実験を行ないました。結果は予想どおりで、マウスの死亡時間が延び、あらためて被害者の血液を分析したところ、テトロドトキシンが見つかりました。テトロドトキシンの作用のために、アコニチンが神経に作用する時間が遅れ、それが死亡時刻の遅延に結びついたのです。

2002年、夫には最高裁で無期懲役が確定しました。毒の知識を駆使した犯人の計略を、科学捜査が見抜いた結果です。

File 7

日本中が震撼した無差別テロ「地下鉄サリン事件」

1995年3月20日朝、東京の5カ所の地下鉄車内で猛毒の**サリン**が散布されるという事件が起きました。

実行犯はいずれもカルト教団であるオウム真理教の幹部。日比谷線、千代田線、丸ノ内線に散らばった幹部らは午前8時、それぞれサリンを詰めたナイロン袋をビニール傘の先で突いて穴を開けたのち、ホームへ逃走しました。

ドアが閉じて走りだした満員の地下鉄車内では、急に人がばたばたと倒れ、悲鳴が上がり、パニック状態に陥りました。結果的に乗客や駅員ら13人が死亡、6300人もの負傷者が出るという未曽有《みぞう》の惨事となりました。

採取されたサンプルから、まかれたのがサリンであることはすぐ判明しましたが、防護服をつけずに現場に急行した警察や消防隊員の中からも、中毒を起こした者が数多く出ました。

前年の1994年にも長野県松本市の住宅街にサリンがまかれ、7人が死亡するという事件が起きていました。

その後、上九一色村にあったオウム真理教の施設周辺で有機リンが検出されたことから、オウムの犯行ではないかと臆測されていたものの、警察は捜査には踏み切っていませんでした。地下鉄サリン事件はそれからまもなく起きたのでした。

多くの被害者を救った2つの解毒剤

被害者たちはすぐさまいくつかの病院に搬送され、その症状からサリン中毒と判断され、解毒剤として**アトロピン**と**パム**が投与されました。

サリンは神経伝達物質であるアセチルコリンの分解を阻害し、筋肉を収縮させたままにしてしまいます。アトロピンにはアセチルコリンの作用を抑制する働きがあり、パムにはアセチルコリン分解酵素の働きを正常に戻す作用があります。両者の併用で多くの患者が救われました。

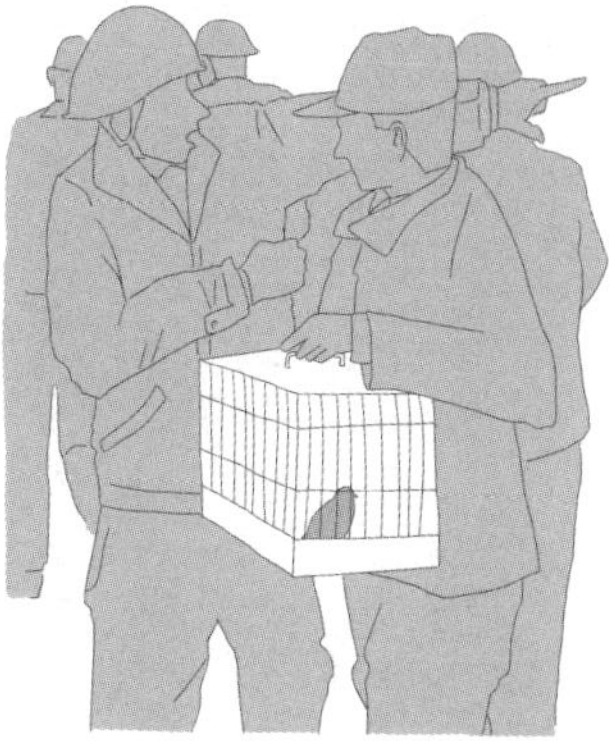

毒ガスに敏感なカナリアの籠を手に
オウム真理教施設の強制捜査は行なわれた

地下鉄サリン事件は、オウム真理教に強制調査の手が入ることを恐れた教祖・麻原《あさはら》彰晃《しょうこう》が、警察の注意をそらすために計画したものだといわれています。事件から2日後、警察は全国25カ所のオウム真理教関係施設の強制捜査に踏み切り、教祖をはじめ実行犯であった幹部らが逮捕されます。

オウム真理教施設の強制捜査に入る捜査員の手には、毒ガスに敏感なカナリアの籠があり、その可憐な姿がかえってサリンの恐怖を倍増させました。

調べが進むにつれて、恐るべき事件の全貌が明らかになっていきました。教団は1993年に上九一色村にサリン製造用のプラントを作り、サリンの量産を始めていたことが明らかになりました。また、教団の土地売買をめぐる訴訟問題を攪乱《かくらん》するために松本裁判所にサリンをまく計画があったこともわかりました。

化学兵器にも使われるサリンが、戦場ではなく、一般市民に対して無差別にまかれるという前代未聞のテロ事件でした。

File 8

タリウムに魅せられた伝説の毒殺魔

鉛や水銀よりも強い毒性を持つ重金属**タリウム**。これに魅せられて殺人を繰り返したのが、イギリスの毒殺魔**グレアム・ヤング**です。

彼は幼少期から毒物が人体に及ぼす作用に関心を示し、12歳のときには薬局で購入した毒物を友人やペットに少量ずつ盛り、その影響を観察していたといいます。

14歳のとき、ヤングと仲の悪かった継母が原因不明の死を遂げ、父や姉も繰り返し腹痛や嘔吐に襲われるようになります。警察がヤングの部屋を調べたところ、室内からはアンチモンやタリウムなど大量の毒物が見つかり、彼は逮捕されます。

その後、精神病院への入院を経て社会復帰したヤングは光学機器の製造会社に就職します。しかし、それも**製造過程で使用されるタリウムを手に入れるため**でした。

ヤングは、ここでもタリウムで同僚2人を殺害しています。**彼は、毒を盛った相手**

がどのような反応を示して死に至るか、そのプロセスを克明に記録していました。

グレアム・ヤングの『毒殺日記』に影響された女子高校生

ヤングは再度逮捕され、終身刑に処せられますが、心臓発作によって42歳で亡くなりました。ヤングが残した毒物投与の記録はのちに『毒殺日記』として刊行され、日本でも翻訳されて一人の女子高生の強い興味を引きました。

彼女もヤングと同じく中学生の頃から化学が好きで、とくに毒物に強い興味を抱いており、ネコに毒を盛って殺したこともありました。

2005年、彼女は「化学の実験で使う」と、薬局で酢酸タリウムを購入し、母親の食事に少量ずつ混入させ、衰弱していくプロセスを記録しました。それは明らかにヤングの影響でした。このとき彼女自身もタリウム中毒を起こし入院し、状況を不審に思った警察が部屋を捜索したところ、タリウムが発見され、逮捕に至りました。

その後の調べで彼女は、母親に対して憎しみを抱いていたわけではなく、**純粋に科学的興味から毒を盛った**と証言しており、きわめて特異な毒物事件となりました。

File 9

国家的陰謀?「リトビネンコ暗殺事件」

2006年秋、元FSB(ロシア連邦保安庁)の幹部であったロシア人、アレクサンドル・リトビネンコが、亡命先のロンドンの病院で亡くなりました。

リトビネンコは、プーチン政権にとって不都合な情報を多く持っていたと見られ、イギリス情報当局は、犯人はロシアの情報機関によるものと発表しました。さらに注目されたのは、暗殺に使われたのが**ポロニウム210**という放射性物質だったことでした。

ポロニウムはキュリー夫妻が発見した元素で、ポロニウム210はその同位体に当たります。**ウランの100億倍の放射能**を持つ、きわめて強力な放射性物質であり、扱いが難しいうえ、その管理は国家的なセキュリティの下に置かれているため入手は困難で、これまで毒殺に用いられた例はありませんでした。

その点からも、この事件が大がかりな国家的陰謀によるものだと推察されています。リトビネンコがポロニウムを盛られたのは、亡くなる3週間前に訪れたロンドンのホテル内のバーだったといわれています。そこで彼が面会した3人のロシア人のうち1人がリトビネンコの飲んでいた緑茶に水溶性の塩化ポロニウムを混入したのではないかと、イギリス情報部は推理しました。

ポロニウムが体内に入ると、激しい嘔吐を起こし、その残りが胃から吸収されて、体内で被曝が進みます。やがて免疫機能が破壊され、白血球が減少し、臓器の機能をむしばんで死に至ります。リトビネンコもそのプロセスをたどりました。

ポロニウム中毒に解毒剤は存在しない

当初、病院は感染症と診断して抗生物質を処方しましたが、リトビネンコの衰弱は進む一方でした。次に毒物中毒が疑われタリウムが候補に挙がりましたが、血液中のタリウム濃度は致死量には達していませんでした。

リトビネンコの体内で白血球が異常に減少していることから、放射線による被曝が疑われ、その尿を核兵器研究所で分析したところ、やっとそれがポロニウム210によるものであることが判明しました。

ポロニウムによる中毒には解毒剤は存在せず、手の施しようがないままリトビネンコは死亡しました。

イギリス政府は、2016年、リトビネンコの暗殺にロシア政府が関与した可能性が高いとの報告書を公表しました。そして、FSBの指示で、ソ連国家保安委員会（KGB）の元職員アンドレイ・ルゴボイと、ドミトリー・コフトンが暗殺を実行したとの見解を示しました。

ちなみにイギリス警察が告発したアンドレイ・ルゴボイは、その後、極右政党・ロシア自由民主党から国会議員選挙に立候補し、見事当選しています。2021年、欧州人権裁判所もイギリス政府の見解を支持しましたが、ロシア政府は関与を否定したままです。

File10

ロシアが開発した暗殺用神経剤「ノビチョク」

2018年3月、イギリス南西部ソールズベリーのショッピングセンター前のベンチに、男性とその娘らしき女性が倒れているのが発見されました。2人は一命をとりとめたものの、調査の結果、きわめて毒性の強いノビチョクという神経剤による中毒であることが判明しました。

ノビチョクは1971年から1993年にかけてソビエト連邦とロシア連邦が開発しました。神経毒性がきわめて強く、**VXガスの5倍から8倍、ソマン（神経ガス）の10倍以上の致死性**があるといわれています。

神経伝達物質アセチルコリンの分解を妨げ、呼吸や心拍の機能を阻害し、尿や便の失禁、嘔吐、不安、精神錯乱、けいれん、筋力低下など、さまざまな神経症状を引き起こします。重篤な場合、心不全や呼吸不全で死に至ります。

ノビチョクを盛られた男性は、セルゲイ・スクリパリというロシア人でした。ロシア連邦軍参謀本部情報総局大佐を務めていましたが、実はイギリスのスパイでもありました。それを知ったロシア政府が暗殺を企てたものと推測されています。

野党指導者ナワリヌイもノビチョクで意識不明に

ところが、事件はこれだけでは終わりませんでした。

事件から約3カ月後、ソールズベリーから10km以上離れたエイムズベリーで、ロシアとは無関係な2人の男女が意識不明の状態で発見されました。これもノビチョクによる急性中毒でした。

その後、女性は死亡。捜査から、女性がノビチョクの入った香水瓶を拾って使用したらしいことがわかりました。

しかし、なぜソールズベリーから10km以上も離れた町にノビチョク入りの香水瓶があったのかはわかっていません。

2020年には、ロシアの著名な野党指導者アレクセイ・ナワリヌイが、シベリアからモスクワに帰る飛行機内で意識不明になりました。

ナワリヌイはベルリンの病院に移送され、治療を受けました。その際、血液サンプルの検査から、ノビチョクが使用された可能性が高いことが判明し、その後、ナワリヌイが飲んだ水の入ったペットボトルからノビチョクが検出されました。

一命をとりとめたナワリヌイは、そのままドイツに留まることもできましたが、ロシア政府からの出頭命令に応じて帰国し、そのまま拘束されました。

各地でナワリヌイの解放を求めるデモが起きたにもかかわらず、ナワリヌイは拘束を解かれることなく禁錮9年の刑を言い渡されます。そして、2024年2月、ロシアの北極圏にある刑務所で亡くなりました。

政府側は死因は自然死によるものとしましたが、明確な説明はなく、遺族らは納得していません。

あとがきに代えて

生き物にとって毒とはなにか

毒は単独で存在するものではありません。「ある物質が毒である」というのは、その物質によって生命活動を阻害される生き物がいることが前提です。

たとえば、人間にとってチョコレートは毒ではありません。もちろん1度に何キロもチョコレートを食べたらおなかを壊すかもしれませんが、板チョコ1枚くらいであれば問題ないでしょう。

しかし、ネコにとってはチョコレートは毒です。チョコレートの原料であるカカオには、テオブロミンという物質が含まれています。人間はテオブロミンをすみやかに分解・排出できますが、ネコはそういきません。カカオ含量の多い板チョコであれば、数カケラ食べただけでも下痢や嘔吐の症状、呼吸不全やけいれんなどを起こし、ときには命にかかわります。

この本では、動物・植物・鉱物など自然界に存在する毒と人工的に作られた毒物をいろいろと紹介しています。しかし、ベニテングタケであろうと、有機水銀であろうと、放射性物質であろうと、単独では毒になりません。その物質によって有害な作用を受ける生き物がいて、初めて、それは毒と呼ばれるものになるのです。**ある物質が毒になるかどうかは、ひとえに生き物との関係性によります。**生き物がいなければ、毒もまた存在しません。

酸素という猛毒を手なずけた生命

生き物の歴史は、毒との戦いと共存の歴史です。毒となる物質と、どう付き合うか、それが生物の進化をうながす大きな原動力のひとつでした。

地球上の生命は約38億年前に誕生したといわれています。それは原始的な細菌類だったと考えられています。その頃の地球には大気がなく、紫外線が地上に降り注いでいました。**DNAを破壊する紫外線は原始的な生命にとって最初に出会う毒**でした。

そのため生命は紫外線を避けて海の中に暮らして、水中のわずかな有機物を分解してエネルギーを生み出していました。

しかし、生命はより多くのエネルギーを生み出す新たな方法を開発します。光合成です。光合成は、二酸化炭素と水を化学反応させて、エネルギーとなる糖を生み出す方法です。その光合成の廃棄物として生まれたのが酸素です。

酸素はいまでこそ、生き物にとってなくてはならない大切なものです。しかし、当時の生命体には、酸素を用いた呼吸の仕組みがありませんでした。**酸素は「酸化」という化学反応を起こして、生命体を傷つける危険な毒**だからです。それは生命体ばかりでなく金属を腐食させるほどの猛毒です。

ところが、20億年ほど前に、この酸素を体内に取り入れて有機物を分解し、大きなエネルギーを生み出すことのできる細菌が登場します。それが現在のミトコンドリアの祖先にあたります。

一方、酸素が増えたことで、地球環境にも大きな変化が起きました。酸素に紫外線が当たるとオゾンという物質ができます。このオゾンが地球の上層にオゾン層を形成しました。オゾン層は紫外線を吸収するので、地上の紫外線量が減り、それまで海から出られなかった生命が地上へと進出する足がかりとなりました。

こうして生命は、命にかかわる猛毒の酸素を生存のために利用して、大きなエネルギーを生み出すことができるようになりました。これによって生命は飛躍的な進化を遂げ、今日にいたるまでの繁栄が可能になったのです。

毒のあるユーカリの葉を食べるコアラ

クラゲやフグは敵に襲われたときに身を守るために毒を用います。ヘビやクモはエサとなる生き物を捕えるために毒を用います。捕食のための毒が、敵から身を守るのに役立つこともあります。虫や動物のように自由に動くことのできない植物やキノコは、虫や鳥に食べられないように毒を持つようになりました。

しかし、原始生命体が猛毒である酸素を利用したように、生物の中には、相手の持っている毒を自分の生存にとって有利になるように活用するものもたくさんいます。本書のコラムで触れたモンシロチョウやジャコウアゲハもそうです。最近、ゲノムがすべて解読されたコアラもそうです。

コアラがエサとして食べるのは限られた種類のユーカリの葉だけです。ユーカリの葉は繊維質が多く、栄養分が少ないうえ、青酸化合物が含まれています。青酸化合物はほぼすべての動物にとって毒です。ユーカリは、進化の過程で、動物による食害から身を守るために青酸化合物を作り出したのです。おかげで、ユーカリの葉を好んで食べる動物はいません。唯一の例外がコアラです。

どうしてコアラは毒のあるユーカリの葉を食べられるのでしょう。コアラは腸内に大量の微生物と腸内細菌を持ち、肝臓の解毒酵素がほかのほ乳類に比べて強いため、ユーカリに含まれる毒の影響を受けません。しかも、嗅覚《きゅうかく》がたいへんすぐれているため、毒の多い葉と少ない葉を見分けることができます。それらは、いずれも、コアラが進化の過程で身につけた、生きのびるための能力です。おかげで、コアラは食べ物をほかの動物と争うことなく独占することができるようになりました。

このように、ある生物種の変化が、別の生物種の変化を引き起こし、互いに関係しながら進化していくことを**「共進化」**といいます。

しかし、栄養が少なく、繊維質の多いユーカリの葉を消化するために、コアラは一日20時間以上寝なくてはなりません。また、コアラの赤ちゃんは腸内に微生物がないために、しばらくは母親のうんちを食べて、そこから微生物や腸内細菌を受け継いで、ユーカリの毒への耐性を身につけます。不便なようにも感じますが、その生活スタイルも含めて、コアラが自然界の中で生きのびるために身につけた能力です。

人間は毒を「楽しみ」のために用いてきた

人間もまた毒を巧みに利用して、生存に役立ててきました。人間は体毛は薄く、皮膚は傷つきやすく、成長も遅く、足も遅く、身を守るための鋭い牙や爪もありません。ほかの野生動物に比べると、生き物として、はるかに頼りなく見えます。そんな人間が生きのびてこられた理由のひとつに、**毒を利用する術に長けていた**ことが挙げられるかもしれません。

人間は狩猟に用いるために植物や動物の毒を矢に塗ったり、薬として使ったりして、食べ物の確保や、傷の手当てに用いてきました。そして、そのような技術を人間は文化として伝承してきました。

とくに医療は毒の活用なしには、発展しなかったといってもいいでしょう。現代医療にとっては欠かせない抗生物質や全身麻酔も毒の活用から生まれたものです。世界初の抗生物質のペニシリンは青カビが作り出す毒から発見されました。また、世界最初の全身麻酔に用いられたのは毒草のチョウセンアサガオを主成分とした「通仙散」という薬でした。

しかし、人間による毒の利用のユニークな点は、**毒を自分たちの楽しみのために用いてきたこと**です。人間はニコチンという猛毒を含んだタバコを愛煙し、虫や動物を寄せ付けないための辛味成分であるカプサイシンを含んだ唐辛子を調味料として使います。また、穀物や果実が発酵してできるアルコールという毒物を、お酒として楽しみます。

生き物の中にも毒を摂取するものがいます。たとえば、ジャコウアゲハは毒のあるウマノスズクサを食べることで、自分の体の中に毒成分をためこんで小鳥などから身を守っています。それはあくまでも、自分の身を守るための手段です。

毒が「集団の結束力」を高めた？

ところが、人間は身を守るためではなく、毒のもたらす刺激や興奮、酩酊状態を楽しむために、酒やタバコ、コーヒーのような嗜好品、唐辛子などのスパイスを積極的に用いてきました。そればかりか、もっと強い刺激をもたらす毒を、宗教的な儀式などで使うこともありました。アマゾンや北アメリカの先住民のシャーマンは幻覚性植物やキノコを摂取して変性意識状態を誘発します。そこで彼らは強烈な恍惚《こうこつ》感や幻覚、ときには臨死体験のような危険な状態を経験し、そこに特別な意味を与え、文化として伝えてきました。

どうして、人間はそんなことをするのでしょう。わざわざ生命を危険にさらしてまで、毒のもたらす酩酊や興奮や幻覚を味わおうとしてきたのは、なぜなのでしょう。生き物の行動は、一見どんなにそれが理不尽に見えたとしても、その背後には進化の過程でその行動が身につくにいたった合理的な理由が存在することがあります。コアラが一日のほとんどを寝て過ごすのも、毒のあるユーカリの葉を消化するために身につけた合理的行動であると考えれば納得がいきます。つまり、理不尽に見える行動が、その生き物が生きのびるうえで、何らかの形で役に立った可能性があります。

人間が毒を楽しみのために用いたり、毒が誘発する変性意識状態を必要としたのも、それが人間の生存のうえで役に立ったからだと考えられます。人間は集団で協力し合うことで生きのびてきました。酒やタバコのような嗜好品は、もともとは一人で楽しむものというより、集団で楽しむものだったでしょう。そこで喚起される興奮や酩酊などの非日常意識状態を共有し合うことが集団の結束を強めるのに役立ったとも考えられます。

幻覚性植物を用いた儀式もまた、一人で行なわれるものではありません。それは集団が伝える宗教的・文化的伝統を擬似的に体験することにつながります。ときには生命を危険にさらすことが、逆に生きる意味や価値の自覚を導くこともあるでしょう。それが結果的に、自分の属する集団や文化への帰属意識を強化し、人間が生存する力を後押ししてきたとも考えられます。

人間が産生する毒とはなにか?

人間は、自然界のさまざまな毒を利用し、また、人工的にさまざまな毒を作ってきました。最後になりますが、われわれ人間自身もある種の毒を産生する生き物だといったら驚かれるでしょうか。

たしかに、毒という化学物質を持つのはハ虫類や両生類、魚介類、昆虫などが多く、ほ乳類や鳥類のような恒温動物ではほとんどいません。人間も同様です。

それでも、ほ乳類の中で人間だけが持っている毒があります。この毒は基本的に同じ種、つまり人間同士の間で作用し、神経毒に似た作用を及ぼし、場合によっては相手や自分を死に至らしめるほどの猛毒になることもあります。

その毒とは**「言葉」**です。

「なんだ?」と思われるかもしれません。しかし、人間に強い影響を及ぼし、薬として生命力を活性化することもあれば、その逆に生命力を弱めて、ひどい場合は殺してしまうほどの攻撃力を持っている「言葉」は、人間だけが作り出す強力な毒といえるのではないでしょうか。

先ほど、この毒は神経毒に似た作用を及ぼすと書きました。化学物質としての神経毒は、神経の信号伝達を阻害して神経や筋肉を麻痺させるものですが、「言葉」もまた使い方によっては、神経伝達物質の正常な働きを阻害して、不安や恐怖やうつ状態を誘発し、希死念慮を抱くほど相手を追い詰めることがあります。

それは伝統社会では呪術《じゅじゅつ》や呪文などの形で、同じ文化圏の中にいる者たちに化学物質の毒同様に強烈な作用を及ぼしてきました。現代においても、言葉がわれわれの精神や肉体のストレスになっているケースは多いでしょう。それは、人間が、言葉を持たない人間以外の動物とはちがって、言葉の意味によって構築された世界を生きているからです。

たとえば「バカ」と言われたとき、反射的にムカッとするのは人間として自然な反応です。それは「バカ」という言葉に込められた侮蔑《ぶべつ》的な意味を社会的に共有しているからです。「バカ」という言葉には、おまえをこの社会から放逐するぞという脅迫的ニュアンスが込められています。実際には、「バカ」と言われたからといって、その人の価値が揺らぐわけではありません。しかし、言葉の意味によって構築された世界に生きている集団の一員にとっては、それは生存の危機にほかなりません。

もちろん「言葉」という毒は化学式やLD50値では表せません。毒物そのものではなく、あくまで毒に似た作用を及ぼすものです。それでも、人間社会において「言葉」の扱いは毒物の扱い同様に気を遣います。毒親、毒教師、毒上司、毒友など、人に「毒」を冠した言い回しがよくされますが、それらは、毒になるような言葉の使い方をする人を指しているといっていいでしょう。

一方、本書のはじめのほうで（31ページ参照）、「化学的に見た場合、毒と薬に違いはありません」と書いたように、「言葉」という毒もまた使い方によっては人を癒やす薬になります。書物の言葉や、友人や先生の言葉によって救われたという経験のある人はたくさんいるでしょう。「言葉を正しく使う」とは、言葉を毒にならないように注意深く使うということでもあります。

懸念されるのは、人間同士が互いに毒となる言葉を吐き続け、それが高じて戦争となって殺し合いを続けるうちに、人間が毒そのものになってしまうことです。いや、森林を破壊し、海洋を汚染し、資源をあさり尽くし、環境を食いつぶしていく人間の存在は、すでに自然界にとっては毒そのものなのかもしれません。

田中真知

毒図鑑

カドミウム

CADMIUM

分類	重金属
毒性	LD50値 225mg/kg（ラット経口）

富山県の神通川流域で発生した公害、イタイイタイ病の原因物質として知られ、体内に蓄積されると、腎機能の障害や骨の軟化、肺気腫などを引き起こす。恐ろしさが先立つ金属だが、メッキや電池、顔料として身近なところでも多く使われている。元素記号は「Cd」。

鉛

LEAD

分類	重金属
毒性	LD50値　1.2mg/kg （テトラエチル鉛 ラット経口）

体内に蓄積されると慢性中毒になり、鉛疝痛と呼ばれるけいれん性の腹痛、鉛蒼白と呼ばれる貧血症状のほか、神経障害、腎機能障害などが発症する。活版印刷や鉄砲の弾、ペンキの原料などに使われてきたが、その有害性から近年では使用が規制されている。元素記号は「Pb」。

水銀

MERCURY

分類	重金属
毒性	LD50値 26mg/kg（酢酸フェニル水銀）

かつてはその不思議な性質から、錬金術成功の鍵を握る金属や不老不死の秘薬として重宝された。摂取すると下痢と嘔吐に見舞われ、脳障害や腎不全になることもある。毒性は無機水銀よりも有機水銀のほうが高く、メチル水銀は水俣病の原因物質にもなった。元素記号は「Hg」。

青酸カリ

POTASSIUM CYANIDE

分類	無機化合物
毒性	LD50値 5〜10mg/kg

正式名シアン化カリウム。胃腸に入るとアーモンドに似た臭いの青酸ガスが発生し、血液に作用して細胞呼吸ができなくなり、数分で死亡する。その死に様は殺人ドラマなどの描写以上に壮絶だといわれる。解毒剤は亜硝酸ナトリウムなど。分子式は「KCN」。

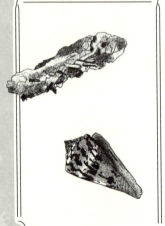

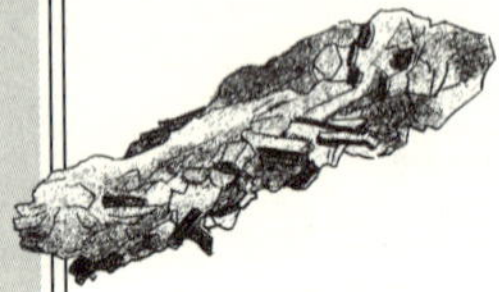

タリウム

THALLIUM

分類	重金属
毒性	LD50値 32.0mg/kg(ラット)

水銀や鉛より強い毒性がある。少量でも消化器官や気道を通じて全身の臓器に広がり、嘔吐や頭痛、知覚異常、脱毛、運動障害、呼吸筋麻痺などを引き起こす。この中毒症状は脳卒中、パラチフスなどの症状とよく似ており、誤診されやすい。元素記号は「Tl」。

ヒ素

ARSENIC

分類	重金属
毒性	LD50値 15.0mg/kg(ラット)

自然界に広く存在し、無機化合物の亜ヒ酸はとくに毒性が強い。摂取すると、腹痛を伴う下痢や嘔吐、重症になると脱水症状やショック症状に陥り死に至る。科学捜査で検出しやすい毒だが、いまだに殺人に使われることもある。元素記号は「As」。

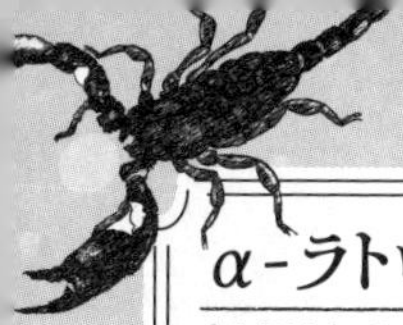

α-ラトロトキシン

ALPHA-LATROTOXIN

分類	天然有機化合物（窒素含む）
毒性	LD50値 0.9mg/kg

ジョロウグモやタランチュラに代表されるクモ毒の成分のひとつ。虫の神経伝達物質の受容体を遮断し、筋肉を麻痺させる。クモは獲物が巣にかかると咬んで毒を注入し、動けなくしてから捕食する。つまり、エサを獲るための毒であり、人間が恐れるほどではない。

硫化水素

HYDROGEN SULFIDE

分類	無機化合物
毒性	LC50値* 444ppm（ラット4時間吸入）

温泉などから発生する火山ガスの成分のひとつで、卵の腐ったような硫黄泉特有の臭いを発する。吸引すると細胞呼吸が阻害され、頭痛や吐き気にはじまり、やがて意識が混濁して昏睡状態に陥り死に至る。分子式は「H_2S」。

クロロトキシン

CHLOROTOXIN

分類	天然有機化合物（窒素含む）
毒性	LD50値 4.3mg/kg

サソリの毒を構成する成分のひとつ。神経伝達を阻害する作用があり、刺されると激しい痛みやけいれん、呼吸筋麻痺を引き起こす。一方で、脳腫瘍の治療薬として開発が進められ、まさに「毒と薬は紙一重」を代表する成分でもある。分子式は「$C_{158}H_{249}N_{53}O_{47}S_{11}$」。

α-コノトキシン

ALPHA-CONOTOXIN

分類	天然有機化合物（窒素含む）
毒性	LD50値 0.012〜0.03mg/kg

貝毒最強の成分。神経細胞の情報伝達を乱し、しびれやけいれん、感覚の麻痺、呼吸困難を引き起こす。形や模様が美しいイモガイは日本近海でもよく見られるが、アンボイナガイなどは刺されると死ぬこともあるので注意が必要。分子式は「$C_{65}H_{89}N_{17}O_{21}S_4$」。

＊1群の環境中の生物あるいは実験動物の50%を死亡させると予想される濃度。

ボツリヌストキシン

BOTULINUM TOXIN

分類	天然有機化合物（窒素含む）
毒性	LD50値 0.0000011mg/kg

地上最強の毒素。1gで2000万人を死に至らしめるといわれる。ハムやソーセージに含まれる食中毒源として知られるが、真空を好む性質から、近年、レトルト食品やびん詰めなどにも発生しやすいと警鐘が鳴らされている。分子式は「$C_{6760}H_{10447}N_{1743}O_{2010}S_{32}$」。

ヘビ毒

SNAKE VENOM

分類	天然有機化合物（窒素含む）
毒性	LD50値 0.19mg/kg（エジプトコブラ）

コブラ、マムシ、ウミヘビなどの毒ヘビが持つ毒の総称。複数の成分が含まれ、作用はヘビの種類によってさまざま。エジプトコブラの場合は運動麻痺や呼吸困難を起こし、クレオパトラは奴隷の人体実験を通してこれらの作用を確かめていたという。

テタノスパスミン

TETANOSPASMIN

分類	天然有機化合物（窒素含む）
毒性	LD50値 0.000002mg/kg

土中に存在する破傷風菌が傷口などから体内に侵入することで産出される。これが脊髄に到達すると背骨が骨折するほどの激しいけいれんを引き起こし、やがて死に至る。脊髄に到達するまでに10日以上かかるため、この間の治療が必須となる。

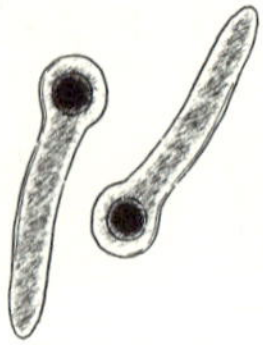

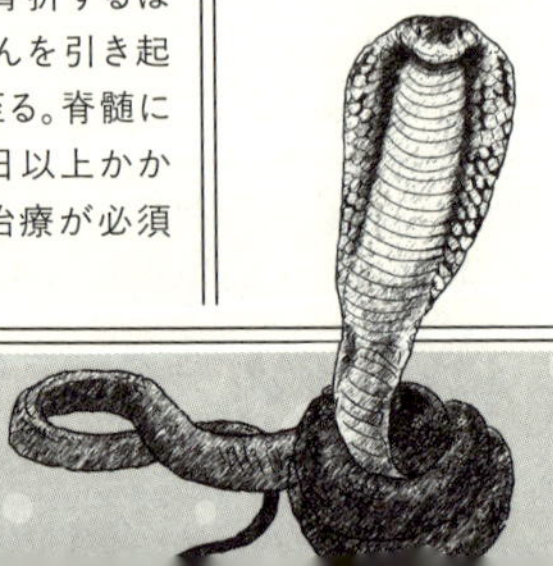

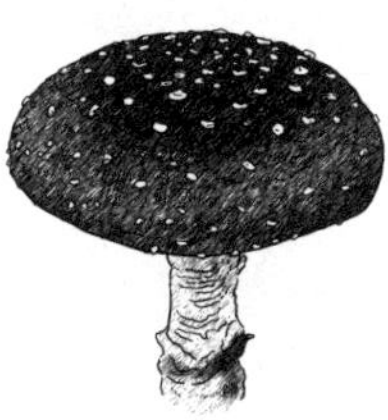

ベロ毒素(ベロトキシン)

VEROTOXIN

分類　天然有機化合物(窒素含む)

毒性　LD50値 0.001mg/kg

O-157など腸管出血性大腸菌や、一部の赤痢菌が産生する。細胞を死滅させ、腹痛や出血性の下痢、腎機能障害を引き起こし、死亡することもある。O-157は牛レバーなどの生食や加熱不十分な肉類が感染源になるが、熱に弱く、加熱することで予防できる。

ムシモール

MUSCIMOL

分類　天然有機化合物(窒素含む)

毒性　LD50値 3.8mg/kg(マウス皮下)

アミノ酸の一種イボテン酸が分解してできる成分で、幻覚や陶酔、精神錯乱を引き起こす。イボテン酸を含むイボテングタケは酔いを深める効果があるといわれ、塩漬けにして食べる地域もあるが、基本的に毒キノコなので、手を出さないほうが身のため。分子式は「$C_4H_6N_2O_2$」。

α-アマニチン

ALPHA-AMANITIN

分類　天然有機化合物(窒素含む)

毒性　LD50値 0.4mg/kg

テングタケ科などの毒キノコに含まれる猛毒で、細胞を壊死させる作用がある。下痢やけいれん、腎臓や肝臓の機能障害を引き起こし、重篤になると死亡する。中毒事故も多く、ドクツルタケなどは1本でも人間の致死量に達するアマニチンを含む。分子式は「$C_{39}H_{54}N_{10}O_{14}S$」。

バトラコトキシン

BATRACHOTOXIN

分類	天然有機化合物（窒素含む）
毒性	LD50値 0.002mg/kg　アルカロイド

動物毒の中で最強といわれる神経毒で、神経や筋肉を麻痺させる。かつて南米の原住民が矢毒に使っていたことから、この毒を持つカエルはヤドクガエルと名付けられた。毒鳥ピトフーイに極めて近い毒を持つものがいるといわれている。

分子式は「$C_{31}H_{42}N_2O_6$」。

コプリン

COPRINE

分類	天然有機化合物（窒素含む）
毒性	LD50値 1500mg/kg

ヒトヨタケやホテイシメジなどのキノコに含まれる。アルコールから生じるアセトアルデヒドの分解を阻害する作用があるため、酒のつまみに食べようものならどんな酒豪も二日酔いの状態になり、ひどければ昏睡状態に陥る。

分子式は「$C_8H_{14}N_2O_4$」。

ブフォテニン

アルカロイド

BUFOTENINE

分類	天然有機化合物（窒素含む）
毒性	LD50値 200〜300mg/kg（マウス）

ヒキガエルの皮膚や一部のキノコ類などに含まれるアルカロイド。同じくヒキガエルの耳下腺から分泌されるブフォトキシンとともに、ヒキガエルの毒のひとつ。幻覚作用があることでも知られる。

分子式は「$C_{12}H_{16}N_2O$」。

ジムノピリン

GYMNOPILIN

分類	天然有機化合物（窒素含む）
毒性	――――

日本で初めて発見された成分。日本産のオオワライタケに含まれ、食べると強烈な苦味があり、中枢神経に作用して寒気やふるえを引き起こす。大量に摂取すると幻覚や幻聴、顔面麻痺なども発症する。ヨーロッパ産のオオワライタケは別の毒成分を含む。

ヒスタミン

HISTAMINE

分類　天然有機化合物（窒素含む）

毒性　LD50値
6mg/kg

セロトニン、アセチルコリンなどのアミン類やペプチドなど多様な成分とミックスされ、俗に「毒のカクテル」といわれるハチ毒の成分のひとつ。毒そのものより、アナフィラキシーショックと呼ばれるアレルギー反応のほうが危険。分子式は「$C_5H_9N_3$」。

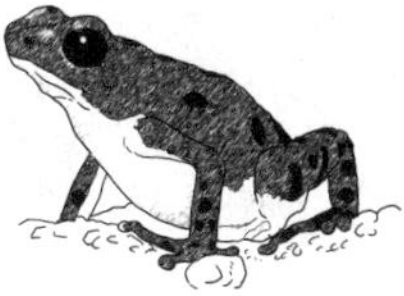

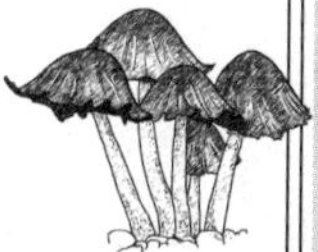

ペニシリン

PENICILLIN

分類　天然有機化合物（窒素含む）

毒性　LD50値
6578mg/kg（マウス経口）

世界で最初に発見された抗生物質。人体には影響を及ぼさず、細菌だけを選択的に攻撃する。病原菌を死滅させる医薬品として活用されているが、投与を続けると病原菌が耐性を持ち、効果が現れなくなる。分子式は「$C_{16}H_{20}N_2O_3S$」。

パリトキシン

PALYTOXIN

分類　天然有機化合物（窒素含む）

毒性　LD50値
0.00025mg/kg

海産物最強のマイトトキシンに次ぐ猛毒で、筋肉痛やしびれ、けいれんなどを引き起こし、重篤になると呼吸困難、不整脈、腎障害を発症。これを産生する海藻→イワスナギンチャク→アオブダイなど→人間という食物連鎖で蓄積し、中毒となる。

分子式は「$C_{129}H_{223}N_3O_{54}$」。

テトロドトキシン

TETRODOTOXIN

分類	天然有機化合物（窒素含む）
毒性	LD50値 0.01mg/kg

アルカロイド

クサフグ、トラフグに代表されるフグ毒の成分。摂取すると筋肉が麻痺し、唇や舌のしびれ、指や手足の麻痺などが起こり、死亡することもある。フグ自身が持つ毒ではなく、エサとなるプランクトンに寄生している菌によって作られる。

分子式は「$C_{11}H_{17}N_3O_8$」。

サキシトキシン

アルカロイド

SAXITOXIN

分類	天然有機化合物（窒素含む）
毒性	LD50値 0.00263mg/kg（マウス）

麻痺性貝毒の一種。エサとなるプランクトンによって作られ、この成分が蓄積した貝を食べると舌や唇がしびれ、呼吸困難に陥ることもある。貝毒にはこのほかに下痢性貝毒があり、その違いは貝が食べるプランクトンの種類による。

分子式は「$C_{10}H_{17}N_7O_4$」。

コカイン

アルカロイド

COCAINE

分類	天然有機化合物（窒素含む）
毒性	LD50値 150mg/kg

服用すると気分が高揚し、一時的に眠気や疲労、空腹を感じなくなる。また、強い精神依存性がある。発売当初のコカ・コーラにはコカインが含まれていたが、1903年にアメリカでコカインの販売が禁止されてからは、取りのぞかれている。

分子式は「$C_{17}H_{21}NO_4$」。

アミグダリン

AMYGDALIN

分類	天然有機化合物（窒素含む）
毒性	LD50値 880mg/kg（ラット）

ウメやアンズなど比較的身近な果実に含まれる青酸配糖体成分。胃腸に入ると分解されて有毒な青酸ガスを発生し、細胞の呼吸を阻害。大量摂取で頭痛や吐き気、けいれん、血圧の低下を引き起こし、呼吸困難となって死に至ることもある。

分子式は「$C_{20}H_{27}NO_{11}$」。

アトロピン アルカロイド

ATROPINE

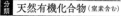

分類	天然有機化合物（窒素含む）
毒性	LD50値 200mg/kg

ナス科の植物に多く含まれる。中枢神経を麻痺させ、摂取すると幻覚や錯乱状態を引き起こす。一方で、アセチルコリン受容体と結合する性質は、サリンの解毒剤として力を発揮するため、一概に悪者ともいえない。

分子式は「$C_{17}H_{23}NO_3$」。

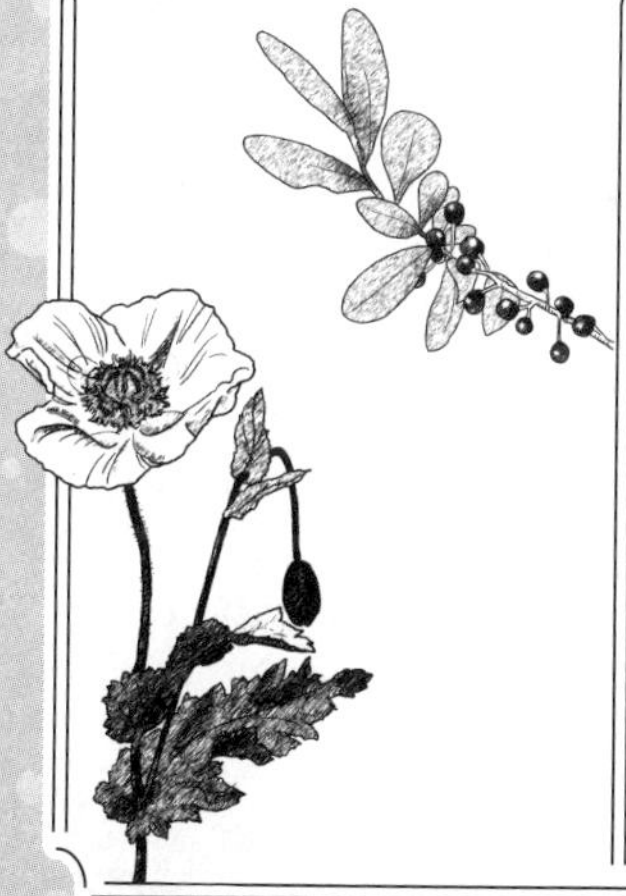

ヘロイン アルカロイド

HEROIN

分類	天然有機化合物（窒素含む）
毒性	LD50値 30 ～60mg/kg

ケシの実から取れる麻薬アヘンに含まれるモルヒネという成分から精製される。陶酔感や多幸感をもたらすが、依存症に陥りやすく常用すると中枢神経や呼吸機能や心臓血管の機能に多大なダメージをもたらし、やがて死に至る。

分子式は「$C_{21}H_{23}NO_5$」。

アコニチン アルカロイド

ACONITINE

分類	天然有機化合物（窒素含む）
毒性	LD50値 0.3mg/kg

トリカブトに含まれるアルカロイドで、正常な神経伝達を阻害する作用がある。摂取すると、口のしびれに始まり、嘔吐やけいれんを引き起こし、重篤になると窒息死する。ヤマトリカブトは葉1枚で致死量に至るほどの猛毒がある。

分子式は「$C_{34}H_{47}NO_{11}$」。

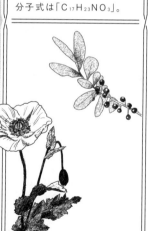

ニコチン

アルカロイド

NICOTINE

分類	天然有機化合物（窒素含む）
毒性	LD50値 7.1mg/kg

快感を促す神経を刺激し、精神を覚醒・鎮静化する一方、依存症になりやすい。中毒になるとめまいや脱力、視聴覚障害などを引き起こす。もとはアメリカ先住民の間で霊薬として用いられていたが、現代では「百害あって一利なし」の嫌われ者。

分子式は「$C_{10}H_{14}N_2$」。

コルヒチン

アルカロイド

COLCHICINE

分類	天然有機化合物（窒素含む）
毒性	LD50値 3.53mg/kg

種子や球根に多く含まれ、誤食すると数時間で下痢や嘔吐、発熱などが起こり、重症になると死亡することもある。細胞に作用する性質を活かし、種なしスイカの生産など品種改良に活用されるといった有用な面もある。

分子式は「$C_{22}H_{25}NO_6$」。

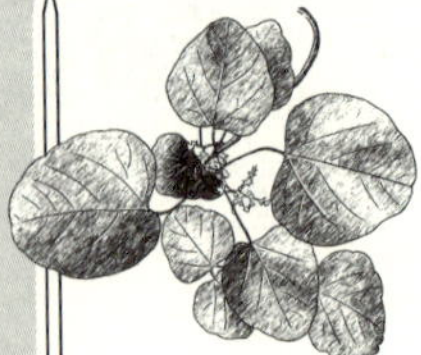

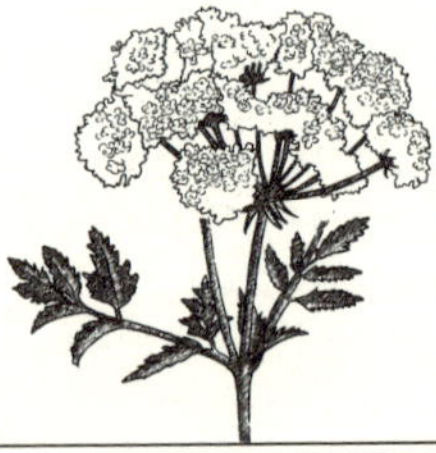

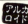

ソラニン

アルカロイド

SOLANINE

分類	天然有機化合物（窒素含む）
毒性	LD50値 590mg/kg（ラット）

ジャガイモ、とくに芽に多く含まれ、神経伝達を阻害する。食べると腹痛を催し、嘔吐や下痢の症状が出る。実はジャガイモの皮や食用部分にも含まれ、古いものを食べて中毒になった例もある。新鮮なジャガイモなら問題ない。

分子式は「$C_{45}H_{73}NO_{15}$」。

コニイン

アルカロイド

CONIINE

分類	天然有機化合物（窒素含む）
毒性	LD50値 60〜150mg/kg

摂取すると、足の末端から手や腕、顔の順で麻痺していく。やがてけいれんが起こり、呼吸困難となって死に至る。ソクラテスの処刑にコニインを含むドクニンジンが使われたとされているが、ローマ時代にはてんかんの治療薬としても用いられた。

分子式は「$C_8H_{17}N$」。

リコリン

アルカロイド

LYCORINE

分類	天然有機化合物（窒素含む）
毒性	LD50値 10,700mg/kg

ヒガンバナ科の植物に多く含まれ、嘔吐や下痢、低血圧などの症状を引き起こす。毒性だけ見ると危険性は低いように思えるが、球根を食べて死亡した例もある。秋の彼岸の頃に咲くヒガンバナだが、彼岸に連れて行かれてはたまらない。

分子式は「$C_{16}H_{17}NO_4$」。

アフラトキシン

AFLATOXIN

分類	天然有機化合物（窒素含まない）
毒性	LD50値 0.3mg/kg

カビ毒の一種で、肝臓に蓄積し肝硬変などを発症する。中でもアフラトキシンB1は、天然毒でもっとも高い発ガン性があるとされ、これが発生しやすいナッツやトウモロコシなどの輸入の際は厳しい検査が行なわれている。

分子式は「$C_{17}H_{12}O_6$」。

d-ツボクラリン（クラーレ）

D-TUBOCURARINE

分類	天然有機化合物（窒素含む）
毒性	LD50値 0.5mg/kg

アルカロイド

ツヅラフジ科植物に含まれ、神経に作用し、四肢の筋肉や呼吸筋を麻痺させる。南米の原住民が狩猟に用いていたというこの毒は、その作り方も部族ごとに秘伝があり、その製法のすべては依然として謎に包まれたままである。

分子式は「$C_{37}H_{41}N_2O_6$」。

イルジンS

ILLUDIN S

分類	天然有機化合物（窒素含まない）
毒性	LD50値 50mg/kg（マウス腹腔内）

中毒事故の定番で、シイタケやヒラタケとよく似たツキヨタケに含まれ、消化器官に出血性の炎症を起こす。食後 30分ほどで腹痛や下痢、嘔吐などの症状が現れ、重篤の場合、けいれんや脱水症状を起こして死ぬこともある。

分子式は「$C_{15}H_{20}O_4$」。

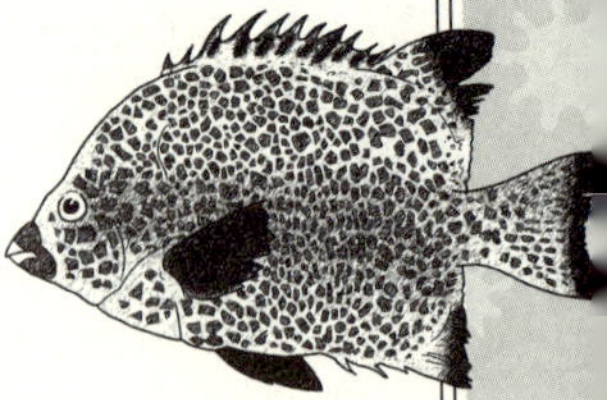

テトラヒドロカンナビノール

TETRAHYDROCANNABINOL

分類	天然有機化合物（窒素含まない）
毒性	LD50値 1000mg/kg

脳内の海馬や小脳に作用してリラックスや陶酔感、多幸感、感覚の鋭敏化などをもたらす化学物質で、大麻草に含まれる。大麻は精神及び身体依存を引き起こし、麻薬及び向精神薬取締法により麻薬として規制されている。

分子式は「$C_{21}H_{30}O_2$」。

シガトキシン

CIGUATOXIN

分類	天然有機化合物（窒素含まない）
毒性	LD50値 11mg/kg

シガテラ毒の主成分で、下痢や嘔吐、しびれなどを引き起こす。本来、熱帯、亜熱帯の魚に起因する食中毒だが、千葉の海の魚で発生したケースも。シガテラ毒はプランクトンが産生し、これを食べた小魚をエサにするイシガキダイなどに蓄積される。

分子式は「$C_{60}H_{86}O_{19}$」。

ダイオキシン

DIOXIN

分類	合成有機化合物
毒性	LD50値 0.0006mg/kg

ポリ袋やレジ袋などのごみを焼却して発生する成分の総称。発ガン性や催奇形性などが疑われており、これによる大気汚染から海や河川、土壌を通じて人体に蓄積されることが懸念されているが、及ぼされる具体的な影響は解明されていない。分子式は「$C_{12}H_4Cl_4O_2$」(PCDD)。

シクトキシン

CICUTOXIN

分類	天然有機化合物(窒素含まない)
毒性	LD50値 50mg/kg

ドクゼリに含まれるが、アルカロイドではなく化学物質である。摂取するとけいれんや呼吸困難を引き起こす。誤食して死亡した例もあるほどの猛毒で、皮膚からも吸収されるため、この成分が多く含まれる球根には素手で触らないほうがよい。分子式は「$C_{17}H_{22}O_2$」。

LSD

LYSERGIC ACID DIETHYLAMIDE

分類	合成有機化合物
毒性	LD50値 54mg/kg

ライ麦にできるカビ「麦角」の研究中に生まれた合成麻薬。服用すると鮮やかな色彩の幻覚をもたらし、芸術家の間で流行した時代もあったが、精神不安や抑うつを引き起こす場合もあり、現在では各国で使用禁止薬物として指定されている。分子式は「$C_{20}H_{25}N_{30}$」。

プタキロサイド

PTAQUILOSIDE

分類	天然有機化合物(窒素含まない)
毒性	LD50値 8mg/kg

発ガン性物質。ワラビをあく抜きするのはこれを取り除くためで、生で食べるとDNAが突然変異を起こして細胞がガン化する場合がある。ワラビを食べたウシが骨髄を冒され、死亡する事例も報告されている。分子式は「$C_{20}H_{30}O_8$」。

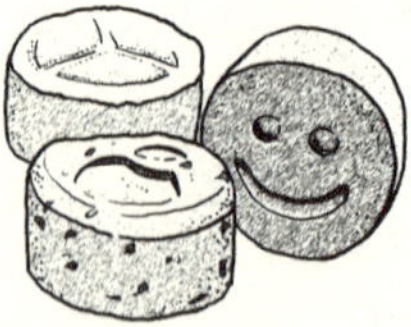

MDMA

METHYLENEDIOXYMETHAMPHETAMINE

分類	合成有機化合物
毒性	LD50値 80mg/kg

3,4-メチレンジオキシメタンフェタミンのことで合成麻薬の一種。服用すると陶酔感をもたらし、セックスの快感を高める薬として若者に広まり、「エクスタシー」とも呼ばれる。常用すれば記憶障害や睡眠障害、不整脈や腎不全を引き起こし死亡することもある。分子式は「$C_{11}H_{15}NO_2$」。

サリン

SARIN

分類	合成有機化合物
毒性	LD50値 0.5mg/kg

有機リン系の神経ガス。呼吸器や皮膚を通して体内に入り、けいれん、呼吸困難を引き起こして死亡する。第二次世界大戦時にナチスドイツが開発し、日本でもオウム真理教によるテロ事件で有名になった。気化しやすい無色無臭の液体で、防護服が必要。分子式は「$C_4H_{10}FO_2P$」。

メタンフェタミン

METHAMPHETAMINE

分類	合成有機化合物
毒性	LD50値 135mg/kg

日本でもっとも出回っている麻薬の一種で、アンフェタミンと合わせて覚醒剤と呼ばれる。中枢神経に作用し、眠気や疲労感が取れ気分がすっきりする感覚があるが、効果が切れると極度の疲労感や不安、混乱をきたし、重度になると意識障害などを引き起こす。分子式は「$C_{10}H_{15}N$」。

毒に関する主な事件年表

1935年（昭和10年） **小学校校長殺人事件** 国内における青酸カリ毒殺事件の第1号とされる。

1948年（昭和23年） **帝銀事件** 青酸カリで12名死亡。4名重体。

1951年（昭和26年） **ボツリヌス食中毒事件** 北海道でニシンの発酵食品を食べた14名が発症、うち4名死亡。

1953年（昭和28年） **毒入りサイダー口移し殺人事件** 青酸カリ入りサイダーで1名死亡。

1955年（昭和30年） **森永ヒ素ミルク中毒事件** 粉ミルク製造工程でヒ素が混入し、100名以上の乳幼児が死亡。

1959年（昭和34年） **水俣病** の原因が有機水銀であることがほぼ確定される。

1961年（昭和36年） **名張毒入りブドウ酒事件** 農薬（ニッカリン）で5名死亡。

1961年（昭和36年） **因島毒饅頭事件** 農薬（ホリドール）を塗付したどら焼きで1名死亡。

1962年（昭和37年）
宇都宮毒入りジュース事件 農薬できょうだい3名死亡。

1967年（昭和42年）
元千葉準ミスによる**千葉大生殺害事件** 青酸カリで1名死亡。

1968年（昭和43年）
イタイイタイ病 富山県神通川のカドミウム汚染がイタイイタイ病の原因であることを国が認めた。

1974年（昭和49年）
一酸化炭素殺人事件 合成した一酸化炭素で1名死亡。

1974年（昭和49年）
広島アジ化ナトリウム混入紅茶事件 アジ化ナトリウムで3名中毒。

1976年（昭和51年）
北イタリアのセベソの農薬工場爆発 約130kg分のダイオキシンが飛散。死者はなし。

1977年（昭和52年）
青酸コーラ無差別殺人事件 放置された青酸入りコーラで2名死亡。

1977年（昭和52年）
青酸チョコレート事件 落とし物のチョコレートから青酸ナトリウムを検出。

1984年（昭和59年）
グリコ・森永事件 青酸入り菓子を使った企業脅迫事件。

1984年（昭和59年）
熊本県の**ボツリヌス菌集団食中毒** 真空パックのからしレンコン

で11名が死亡。

1985年（昭和60年）
パラコート事件 清涼飲料水にパラコートなどの農薬が混入された事件が全国で30件以上発生。ほとんどが未解決。

1986年（昭和61年）
トリカブト保険金殺人事件 トリカブト毒とフグ毒で夫が妻を殺害。

1986年（昭和61年）
チェルノブイリ原子力発電所事故 旧ソ連（現ウクライナ）国内で起きた史上最悪の原子力事故。

1991年（平成3年）
東大技官毒殺事件 タリウムを飲まされた技官が死亡。

1993年（平成5年）
埼玉愛犬家連続殺人事件 犬薬殺用の硝酸ストリキニーネで4名死亡。

1994年（平成6年）
松本サリン事件 松本市の住宅街でサリンが散布され8名死亡。オウム真理教による無差別テロ。

1995年（平成7年）
仮谷さん拉致事件 麻酔剤や自白剤の注射で1名死亡。

1995年（平成7年）
地下鉄サリン事件 サリンで13名死亡。オウム真理教によるテロ。

1996年（平成8年）

O-157集団食中毒事件　堺市の小学校でO-157による集団食中毒。被害者約9500名、うち3名死亡。

1998年（平成10年）

和歌山毒物カレー事件　カレーに混入された亜ヒ酸で4名死亡。

1998年（平成10年）

長野青酸ウーロン茶事件　青酸カリ入りのウーロン茶で1名死亡。

1998年（平成10年）

ドクター・キリコ事件　青酸カリで自殺ほう助。2名死亡。

2000年（平成12年）

ネット心中事件　ネットで知り合った男女が大量の睡眠薬で死亡。

2000年（平成12年）

筋弛緩剤点滴事件　准看護師が患者に筋弛緩剤を点滴し、20名近い被害者。

2000年（平成12年）

雪印集団食中毒事件　雪印製の低脂肪乳などを飲んだ人たちが腹痛や下痢を訴え、約1万5000名の被害者。

2001年（平成13年）

アメリカ炭疽菌事件　炭疽菌入りの手紙がアメリカの政府機関や報道機関に送られ、5名が死亡。

2003年（平成15年）

SARS（重症急性呼吸器症候群）の世界的流行　SARSウイ

ルスに8000名以上が感染し、700名以上が死亡。

2005年（平成17年）　**女子高生タリウム事件**　静岡の女子高生が科学的興味から母親にタリウムを盛る。

2006年（平成18年）　**リトビネンコ暗殺事件**　放射性物質「ポロニウム210」による暗殺と推察される。

2006年（平成18年）　**ノロウイルスの集団感染**　大阪府豊中市の病院で発生。1名死亡、1名重体。

2008年（平成20年）　**中国製冷凍餃子中毒事件**　日本で販売された中国製冷凍餃子による中毒。餃子からは農薬成分メタミドホスが検出された。

2008年（平成20年）　中国国内で**乳製品に有毒なメラミンが混入**され、健康被害が広がった事件。多数の乳児が腎臓疾患を患う事態となった。

2009年（平成21年）　**首都圏連続殺人事件（婚活殺人事件）**　練炭で6名死亡。

2009年（平成21年）　**新型インフルエンザの世界的流行**　日本での累計患者数は1000万名にのぼり、約200名が死亡。

2011年（平成23年）　東日本大震災の影響で、**福島第一原子力発電所で大規模な放**

2014年（平成26年）
射性物質の漏出事故が発生。
西アフリカでエボラ出血熱の大流行ギニア、シエラレオネ、リベリアなどで3万人近くが感染し、1万人以上が死亡。

2015年（平成27年）
インド・コルカタで、ネスレの即席麺「マギー」から基準値を超える鉛が検出される。

2018年（平成30年）
ロシア人スパイのセルゲイ・スクリパリとその娘が、イギリスで神経剤のノビチョクによって暗殺未遂の被害に遭う。同じくノビチョクでロシアと無関係なイギリス人女性も死亡。

2019年（令和元年）
新型コロナウイルス感染症（COVID-19）が発生。世界的なパンデミックとなる。日本で新型コロナウイルス感染症が、季節性インフルエンザと同じ5類に引き下げられた2023年5月までの世界の累計死者数は680万人以上、日本の累計死者数は7万人以上。

2024年（令和6年）
ラオスでメタノールが混入したアルコール飲料を飲んだ外国人旅行者6人が死亡。

本書は、学研教育出版より刊行された『毒学教室』を、
文庫収録にあたり加筆・改筆・再編集のうえ、改題したものです。

面白《おもしろ》すぎて時間《じかん》を忘《わす》れる「毒《どく》」の世界《せかい》

著　者　田中真知（たなか・まち）
監修者　鈴木勉（すずき・つとむ）
発行者　押鐘太陽
発行所　株式会社三笠書房
〒102-0072 東京都千代田区飯田橋3-3-1
https://www.mikasashobo.co.jp
印　刷　誠宏印刷
製　本　ナショナル製本

ISBN978-4-8379-3115-7 C0130

王様文庫